70세가
노화의
갈림길

KB173586

70세가
노화의
갈림길

와다 히데키 지음
정승욱 이주관 옮김

젊음을 지속하는 사람,
단번에 늙어버리는 사람의 차이

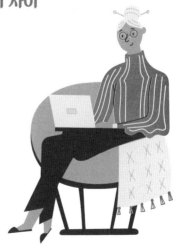

지상사 Jisangsa

70세는 인생의 갈림길

이 책은 30년 이상 의료 현장에서 고령자를 보살펴 온 정신과 전문의로서, 70대 나이에 주목해 지금까지의 임상 경험, 관찰 경험을 토대로 습득한 삶의 방법의 힌트를 드리고자 기획했다.

인생 100세 시대라는 말이 나온 지 꽤 되었다. 실제로 사람들, 특히 여성에게는 90대까지 사는 것이 당연한 시대로 접어들었다. 아마도 앞으로 의학적 진보가 계속될 것이니, 100세 시대는 꿈같은 이야기가 아닐 것이다.

그런데 일상생활에 불편함 없이 건강한 삶을 누릴 수 있는 건강 수명은 전혀 다르다. 건강 수명은 평균 수명의 연장을 따라잡지 못하고 있다. 남녀 모두 75세에 이르지 못하고 있는 게 현실이다.

요컨대 70대를 잘살지 못한다면 오래 살 수는 있어도, 비실비실하거나 긴 세월을 간병인에 의지해야 하는 고령자가 되어 버린다는 점이다.

2016년 기준으로 남성의 건강 수명 평균은 72·14세, 여성은 74·79세로 알려져 있다.

하지만 이는 어디까지나 평균치이다. 80세를 넘긴 남성이라도 정정하게 현역처럼 경영자나 학자 그리고 마라톤을 완주하는 사람이 있는가 하면, 60대부터 요개호(要介護, 돌봄이 필요) 즉, 간병을 받는 요양 상태에 빠져 버리는 사람이 있다.

일반적으로 나이 70에서도 아직 머리와 몸이 건강하다고 자신하는 사람이 대다수일 것이다.

하지만 이때부터 어떻게 사느냐에 따라 언제까지 몸도 머리도 건강한 고령자가 될 것인지가 결정될 것이다.

필자가 고령자 의료에 종사해 온 세월 동안 깨달은 몇 가지가 있다. 마음이 젊고 여러 가지 일을 계속하고 있는 사람은 오랫동안 젊음을 유지할 수 있다는 점이다. 영양 상태의 좋고 나쁨도 건강 장수 여부를 결정하지만, 그 이상 중요한 것은 바로 이것이다. 사람들을 오래 살게 해주는 의료 기술과 건강을 유지해주는 의료 기술은 다르다는 점이다.

예를 들면, 콜레스테롤은 오래 사는데 적이라고 강조한다. 하지만 콜레스테롤 수치가 높은 사람일수록 우울증에 잘 걸리지 않는다. 콜레스테롤은 남성 호르몬의 재료이기에 콜레스테롤 수치가 높은 남성일수록 몸과 머리가 건강하다는 사실이다.

혈압이나 혈당치도 비교적 높을수록 머리가 맑아진다. 이 때문에 약을 복용해 인위적으로 낮추면 머리가 멍해진다. 또한 고혈압이나 고혈당인 사람은 염분 제한이나 식단 제한을 하기 마련이다. 그러면 삶의 즐거움은 사라지고 자극적이지 않은 음식을 섭취하면서 기운 없는 노인이 되기 쉽다.

아직 대규모 조사가 거의 이루어지지 않았기 때문에 장수할 수 있도록 해준다는 의료 기술을 진짜로 신뢰할만한 것인지 알 수 없다. 실제로 콜레스테롤 수치가 높은 사람이나 뚱뚱한 사람이 나이 들어도 사망률이 낮다는 것이 점차 밝혀지고 있다.

고령자임에도 체념하지 않고, 구시대적 의료 상식에 얽매이지 않으면서, 70대를 어떻게 살아가느냐에 따라 남은 삶이 크게 달라진다는 것을 필자는 30년 이상의 임상 경험에서 절감하고 있다.

이 점을 믿고 이것저것 시도할 생각이 있다면, (그것만으로도 아직 젊다는 증거) 앞으로 인생의 힌트로 삼는다면, 저자로서 더할 나위 없을 것이다.

차례 CONTENTS

머리말 • 70세는 인생의 갈림길 ———————————————————————— 005

\\|/
제1장 건강하게 장수하는 비결은 '70대'에 있다

지금의 70대는 과거의 70대와 전혀 다르다 ———————————————— 014
- 단백질 섭취가 면역력을 높여 준다

이제 70대는 현역의 연장이라는 시대에 왔다 ———————————————— 018
- 중장년의 연장, 10년

'인생 100세 시대'의 70대는 전환점 ——————————————————————— 021
- '인생 100세' 시대

일찍 죽느냐, 노망들어 죽느냐의 시대 ———————————————————— 024
- 뇌신경 세포는 만들어지지 않는다
- 85세 이상은 대개 치매가 온다

70대는 늙음과 싸울 수 있는 마지막 기회 —————————————————— 030
- 늙음은 기피할 수 없다

노력했느냐 안 했느냐에 따라 훗날 큰 차이가 난다 ———————————— 034
- 눕는 행위가 노화를 재촉한다

단번에 늙지 않기 위해 가장 필요한 것 ——————————————————— 037
- 의욕 저하는 전두엽의 노화 때문

70대에는 여러 가지 리스크가 있다 ————————————————————— 040
- 여성 호르몬 감소 → 골다공증

70대에 익힌 '습관'이 이후 삶을 구한다 ——————————————————— 043
- 70대 습관 만들기가 핵심
- 70대 운동이 최고의 보약

제2장 노화를 늦추는 70대의 생활

어떤 일을 하더라도 '은퇴'하면 안 된다 —————————— 048
- 전두엽의 노화는 40대부터
- 퇴직 후에도 일해야 늙지 않는다

일하는 것이 노화를 늦추는 최고의 보약 —————————— 053
- 장수 마을의 이유는 일하는데 있다
- 진짜 상담역이 필요

운전면허를 반납하면 안 된다 —————————————— 059
- 노인도 운전 잘한다

사실, 고령 운전자는 위험하지 않다 —————————————— 063
- 언론의 무식한 보도

고기(肉)를 먹는 습관이 노화를 늦춘다 ———————————— 068
- 늙을수록 고기를 먹어줘야

햇볕을 쬐는 습관이 사람을 젊게 한다 ————————————— 073

뇌의 노화를 막는 것은 생활 속의 '변화' ———————————— 076
- 단조로운 생활을 피하자
- 일부러 외출하자

인풋에서 아웃풋으로 행동을 바꾼 효과 ———————————— 081
- 지인과 토론이 젊게 한다
- SNS를 즐기자

70대의 운동 습관을 들이는 법 ———————————————— 086
- 느슨한 운동이 효과적
- 수중 걷기가 매우 유익한 운동

누워있지 않는 생활이 넘어질 위험을 줄인다 ———————— 091
　■ 넘어지지 말자

장수하고 싶다면 다이어트를 하지 말아야 ———————— 095

맛있는 것을 먹고 면역력을 높이자 ———————— 099

70대가 되면 인간관계를 되돌아본다 ———————— 103

\\ /
제**3**장 모르면 수명이 단축되는 70대의 의료 기술을 다루는 법

지금 복용 중인 약을 점검해본다 ———————— 110
　■ 미국 심장약의 맹신은 금물

혈압, 혈당치를 과하게 조절할 필요 없다 ———————— 115
　■ 혈당치에 예민할 필요없어
　■ 혈압약의 부작용을 주의해야

건강검진보다 심장과 뇌 정밀 검사를 받아야 한다 ———————— 119
　■ 콜레스테롤에 과민하지 말자

70대가 되면 주의해야 할 의사의 말 ———————— 124

통계 데이터와 장수하는 사람의 지혜를 참고한다 ———————— 127
　■ 의학은 불완전하다
　■ 의사의 평균 수명은 짧다

70대 사람이 현명한 의사 선택하기 ———————— 132

70대가 '암'과 공존하는 법 ———————— 136
　■ 나이가 들면 몸에 암세포는 있다
　■ 암의 초기는 자각 증상이 없다

70대는 '우울증'에 걸릴 위험이 높다 ———————— 142
　■ 고령일수록 우울증 심하다
　■ 사전 예방하면 자살을 막을 수도
　■ 노부모 정신과 진료를 막으면 안 된다

치매는 병이 아니라 노화 현상 중 하나다 ──────────── 147
  ■ 치매는 질병이 아니다
의학은 발전도상에 있는 학문이다 ──────────────── 151
  ■ 의학은 오늘도 발전하고 있다

\│/

제4장 퇴직, 간병, 사별, 우울증······ '70대의 위기'를 극복하다

정년 후의 상실감을 어떻게 극복할 것인가 ──────────── 156
  ■ 지금도 당신의 능력은 출중하다
취미는 현역에 있을 때 미리 갖는다 ──────────────── 160
간병을 낙으로 여기지 말자 ─────────────────── 163
  ■ 70대는 가족끼리 간병을 삼가해야
재택 개호보다는 재택 미토리라는 선택지 ──────────── 168
배우자나 부모와의 사별을 극복하려면··· ───────────── 172
  ■ 불효라는 자괴감에 빠지지 않아야
  ■ 부부 단둘이는 외롭다
고령자의 우울증 신호를 놓치지 않는다 ──────────── 177
우울증 걸리기 쉬운 사람의 '사고방식', 걸리지 않는 사람의 '사고방식' ── 181
  ■ 우울증에는 세로토닌 분비가 특효
남성 호르몬은 남녀 모두에게 젊음의 원천이다 ──────── 184
나이 들어서도 친절해지는 것이 행복의 지름길 ──────── 188
  ■ 활발한 인간관계가 최고의 명약

제1장

건강하게
장수하는 비결은
'70대'에 있다

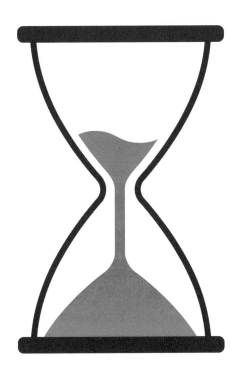

지금의 70대는
과거의 70대와 전혀 다르다

    필자는 지금까지 30년 이상 고령자 전문의로 의료 현장에 종사해 왔다. 더불어 앞으로 70대를 보내는 방법이 노후 생활에 매우 중요해지고 있다.

    70대를 어떻게 보내느냐에 따라 향후 간병을 받는 시기를 늦추고 건강한 생활을 얼마나 지속할 수 있는지가 결정된다. 왜 70대의 생활이 만년의 모습을 좌우하는지 지금부터 설명하려고 한다.

현재 70대 사람들은 전쟁 전에 태어난 사람의 70대보다 훨씬 젊고 건강해졌다. 전쟁 이후 출생 인구가 대폭 증가하는 시기에 태어난 세대(1947~1949년생) 사람들은 2020년에 모두 70대가 되었다. 이 시대를 살아가는 현재의 70대는 전전의 70대 사람들과 크게 다르다. 신체의 건강 정도와 젊음도 전혀 다르다.

예를 들어 1980년대 당시 60대 후반, 즉 65~69세 연령대의 사람 가운데 대략 10%는 불편 없이 걸을 수 없었다. 하지만 2000년 60대 후반 사람들은 정상적으로 보행할 수 없는 사람 비율은 2~3% 정도에 불과하다.

대폭 줄었다.

필자도 고령자를 오랫동안 지켜보았지만 과거의 70대는 어느 정도 힘없는 상태였다. 이에 반해 지금의 70대는 아직 건강한 사람이 많다. 대략 10살 정도 젊어진 것 같은 인상이다. 이처럼 건강한 70대가 늘어난 이유는 6·25동란 이후 영양 상태가 개선되었기 때문이다.

전쟁 후의 식량난에 허덕였으나 미국에서 잉여 탈지분유를 대량으로 수입했는데, 이때부터 영양 상태가 개선되기 시작했다. 그래서 성장기의 영양 상태가 개선되자 수명은 길어지고 체격도 좋아졌다. 현재와 같은 젊고 건강한 고령자가 출현하고 있는 것이다.

전쟁 후 만연했던 결핵을 박멸한 이유를 보자. 당시 스트렙토마이신이라는 항생물질 덕분이라고 생각하는 사람이 많다. 하지만 실제로는 단백질을 많이 섭취하는 등 영양 상태가 개선되었기 때문에 면역력이 향상되어 결핵 퇴치가 가능해진 것이다.

단 백 질 섭 취 가 면 역 력 을 높 여 준 다

애초 스트렙토마이신은 결핵에 걸린 후의 치료제이다. 따라서 이로 인해 결핵 환자를 대폭 줄였다는 근거는 없다. 결핵을 예방하는 BCG접종이 시작된 시기도 1955년 무렵이다. 유아기 때 이 약물의 접종 효과로 결핵이 줄어들었다고 주장한다. 하지만 결핵이 감소하기 시작한 것은 1952년 정도부터였다.

이는 미국에서 온 지원 물자 덕분에 영양 상태가 개선된 시기와 일치한다.

전쟁 전 섭취한 칼로리를 예로 들어본다. 나름대로 섭취하고 있었지만 단백질은 놀랄 만큼 섭취하지 못했다. 이 때문에 면역력이 낮고 결핵으로 사망하는 사람이 많았다.

그런데 전쟁 후 영양 상태가 호전되면서 결핵 환자가 줄고 젊은 나이에 사망하는 사람이 대폭 줄었다. 그로 인해 평균 수명이 단번에 늘어난 것이다. 젊은 나이에 사망하는 사람을 줄이는 것이 평균 수명을 연장하는 큰 요인이 된다.

동시에 체격도 향상되고 있다. 남자 평균 신장이 170cm를 넘은 것은 1970년 전후 시기였다. 옛날 어릴 때 영양실조로 인해 키가 작은 고령자도 가끔 보이곤 했지만, 지금은 거의 사라지고 없다.

전쟁 후에 태어난 사람들은 이처럼 평균 수명이 연장되고 체격도 훌륭해져 건강하게 젊음을 유지할 수 있게 되었다. 그들의 선두에 있는 사람들이 지금 70대를 맞고 있는 사람들이다.

이제 70대는
현역의 연장이라는 시대에 왔다

　동양보다도 영양 상태가 좋았던 서양에서는 건강한 70대가
동양보다 한발 앞서 사회에 등장했다.

　1974년 미국 노년학의 권위자인 시카고대학의 벨류스 뉴거튼
은 이렇게 주장했다. 현재 65세 이상을 고령자로 간주하고 있던
사회 통념에 반해, 75세까지는 체력적, 지적, 기능적으로 중년과
별로 다르지 않다고 강조한다. 그리고 그 세대를 '영·올드'라고
이름을 지었다.

　게다가 75세를 지날 무렵부터 인지 기능이 떨어지거나 질병

등으로 간병이 필요한 사람도 나타나는 세대라고 해서 '올드·올드'라고 명명했다. 이후 동양에서도 전기 고령자, 후기 고령자로 연결 지어 전해졌다.

뉴거튼이 이 같은 논리를 제기했던 1970년대 당시의 동양은 달랐다. 당시 75세 무렵 동양인들은 젊은 시절 영양 상태도 좋지 않았고 몸집도 왜소했으며 늙는 속도가 지금보다 빨랐다.

그래서 미국의 고령자처럼 건강하다고 말할 수 있는 상황은 아니었다.

그러던 차에 1990년대 무렵부터 동양에서도 건강한 고령자가 점차 증가했다. 필자는 1988년부터 요쿠후우카이(浴風會)라는 고령자 전문 종합병원에 근무하고 있었는데, 고령자를 진찰하면서 점차 뉴거튼과 같은 생각을 가지게 되었다.

1997년에는 《75세 현역 사회론》이라고 하는 책을 냈다. 이 책에서 75세 정도까지는 지적 기능이나 체력, 내장 기능 등이 중년과 큰 차이가 없으며, 현역 시절처럼 생활을 할 수 있다고 설명했다.

이어 20년 이상이 지난 지금, 의료 기술은 한층 더 진보해 70대의 간병이 필요 비율도 점차 낮아지고 있다. 이를 근거로 미뤄보면, 현재 75세가 아닌 80세까지 많은 사람이 현역 시절처럼 활동하는 사회가 되고 있다.

중 장 년 의 연 장 , 1 0 년

지금까지는 70대가 되면 중병을 앓거나, 병원 생활을 강요받거나, 간병이 필요해지는 사람이 적지 않게 있었지만, 앞으로는 많은 사람들이 스스로 70대를 보내게 될 것이다. 70대라는 10년간은 중장년의 연장으로 일컫는 기간이 된 것이다.

70대라면 몸도 움직일 수 있고 머리도 맑다.

따라서 일상생활의 마음가짐에 따라 80대 이후의 건강한 생활로 이어질 수 있다. 다만 70대에는 특유의 취약함도 있기 때문에 방치한다면, 악화될 수도 있다. 그렇기 때문에 항상 주의할 필요가 있다. 어떤 마음가짐으로 생활을 하면 좋을지는 제2장에서 설명할 것이다.

'인생 100세 시대'의
70대는 전환점

　현대에서 70대의 생활 방식이 중요해진 이유는 여러 가지가 있다. 이 가운데 초장수화로 인해 노년의 세월이 지금보다 훨씬 길어졌다는 점을 우선 들 수 있다.

　애초 앞서 말한 것처럼 지금까지 전쟁 후의 영양 상태 개선으로 대폭 수명이 연장되어 앞선 세대보다 젊어졌다.

　과거 만화 《사자에상》의 연재가 시작된 것은 1974년이었다. 당시 만화 속 아버지 이소노 나미히라는 54세로 설정되었다. 이제 와서 보면 아무래도 60대 중반 정도로 보인다. 그만큼 현대

인은 젊어졌다는 말이다.

영양 상태의 개선이 회춘이나 수명 연장에 기여해 온 것도 따지고 보면 1960년대 출생자에게만 효과를 주었다고 필자는 생각한다.

실제로 평균 신장 추이를 보면, 전쟁 후에 급속히 평균 신장이 늘어났는데, 지난 20년을 보면 평균 신장이 늘지 않고 있다. 이제 영양 상태의 개선은 나라 전체에 널리 퍼졌으며, 더이상 수명 연장의 요인이 아니라는 것이다.

그러나 이후에도 평균 수명은 계속 늘어나면서 계속 연장될 것으로 예상되고 있다.

의학의 진보가 그렇게 만들고 있는 것이다.

'인 생 1 0 0 세' 시 대

전쟁 후에 극적으로 회춘한 경험을 했다.

이 때문에 '인생 100세 시대'라면 지금보다 한층 더 회춘할 수 있으며, 수명이 연장될 것으로 생각할 수도 있다. 하지만 이는 바른 인식이 아니다.

80세 또는 90세가 되어도 70대처럼 건강하게 활약할 수 있으며, 인생의 종점이 늦춰진다고 생각하는 것은 망상에 불과하다.

젊어지는 것이 아니다. 의학 진보로 '죽지 않기 때문에' 초장수가 된다는 것이 '인생 100세 시대'의 실상이다.

80세가 되면 모두 늙음에 직면하고, 한편으로 수명이 연장된다. 이는 우리 인생 설계를 크게 바꿔야 될 요인이 될 수 있다. 지금까지 기껏해야 10년 정도였던 '늙음'의 기간이 15~20년으로 연장되는 삶이 표준이 되어 가기 때문이다.

향후 노인으로 있을 기간이 늘어난다면 어떻게 살지가 중요한 과제가 아닐 수 없다.

늘어난 기간의 노령기의 삶을 좌우하는 것이 인생 종반의 활동기인 70대이다.

수명이 점점 연장되어 '인생 100세 시대'에 와 있기에 70대는 점점 중요해지고 있는 것이다.

일찍 죽느냐,
노망들어 죽느냐의 시대

　앞서 설명한 대로 늙음의 기간이 연장된다고 했다. 그러면 실제로 어떤 말년이 우리를 기다리고 있는지 구체적으로 생각해 본다.

　우리는 그동안 의학적 진보에 따라 질병을 이겨내면서 수명을 연장해 왔다.

　예를 들어, 결핵을 이겨냈을 무렵 동양인의 평균 수명은 20년 정도 늘어났다.

　현대의학은 나날이 엄청난 속도로 진보하고 있기 때문에 가까운 미래에 암 치료법을 발견할 가능성도 있다. 만약 암을 극복할 수 있다면 평균 수명은 5년 정도 더 늘어나지 않을까 생각한다.

과거 암 치료에서 꿈의 신약으로 화제가 되었던 옵디보(オプジーボ)도 그 효과는 제한적이라는 것으로 밝혀졌다. 의학이 더 발전하여 앞으로 다른 유형의 약이 개발되어 면역력을 증강시키는 치료법이 개발되면 암을 극복할 수 있다는 것도 충분히 생각할 수 있다.

iPS 세포에 관한 연구의 진척 역시 매우 기대되는 바이다. iPS 세포란 신체의 다양한 조직, 장기의 세포로 분화할 수 있는 만능 세포이다. 즉 이 기술이 성숙한다면 노화 장기를 되돌리는 것이 가능해진다.

예를 들어, 동맥경화로 보이는 곳에 이 세포를 생착(生着)시키면, 노후 혈관을 젊은 혈관으로 재생시킬 수도 있다. 골(骨)세포를 재생하여 골다공증을 치료할 수도 있다.

이미 안과 치료에서는 망막의 재생에 실제 사용되고 있으며, 향후에는 비용의 문제일 따름이다. 가까운 미래에 iPS 세포를 사용한 다양한 재생 기술과 치료법이 일반화된다는 것을 충분히 예상할 수 있다.

　이러한 의학의 진보가 죽음에 이르는 질병을 극복하고 앞으로 우리의 수명을 연장시켜 나갈 것으로 생각한다.

　그런데 여기서 문제가 있다. 의학의 진보에 의해 암이나 심장 질환, 뇌혈관 질환 등 3대 성인병을 어느 정도 극복하고, 또 iPS 세포를 사용한 치료법이 개발되면서, 어떠한 장기도 새것처럼 재생해 회춘할 수 있다. 그렇다 해도 뇌의 노화를 멈추거나 뇌를 젊게 되돌릴 수는 없다는 점이다.

뇌 신 경　세 포 는　만 들 어 지 지　않 는 다

　우리 몸은 간과 신장, 피부 등의 세포가 세포 분열을 하고 있어 시간이 지나면 새로운 세포로 교체된다. 그러나 유일하게 뇌는 원칙적으로 새로운 세포를 만들지 않는 기관이다. 뇌의 신경 세포는 세포 분열을 하지 않기 때문에 같은 세포를 계속 사용하고 있다.

　뇌 신경 세포에 iPS 세포를 이식하고 세포 분열이 일어나 새로운 뇌신경 세포가 만들어질지는 알 수 없다.

만약 새로운 뇌신경 세포가 태어나고 오래된 세포를 바꿀 수 있다면 어떻게 될까.

이는 지금까지의 정보가 입력되지 않은 새로운 뇌가 되어 버린다. 당연히 새로운 신경 세포가 생겼다면 지금까지의 데이터를 베끼는 기술이 필요해진다. 하지만 지금으로선 그러한 기술이 실현 불가능하다.

우리가 '학습'하는 것도 뇌 속에서는 단백질이 변성하는 등의 어떤 변화가 일어나는 현상이다. 이를 분석 해명해서 재생된 새 뇌신경 세포로 이제까지의 데이터를 입력시키는 것이 언젠가는 가능하게 될지도 모른다. 하지만 이는 훨씬 나중의 일이 될 것이다. 적어도 우리들이 살아 있는 동안에는 불가능하다.

뇌의 노화에 따른 알츠하이머병에 대해서도 세계적으로 많은 사람들이 연구에 몰두하고 있다. 하지만 아직까지 치료법은 알려져 있지 않다.

아직 가설 단계이지만, 뇌 속에서 아밀로이드라는 물질이 쌓여 알츠하이머병이 발병한다고 알려져 있다. 아밀로이드의 생성, 축적을 멈추는 약을 개발할 수 있다면 근본적인 치료법이 될 것이다.

그러나 이 치료약의 임상 실험은 20년, 30년 전부터 실행하고 있다. 동물 임상 실험에서는 다소 성공한 예도 있는 것으로 보고되고 있다. 하지만 인간 대상의 임상 실험에서는 거의 성공하지 못해 연구에 투자해 온 기업들이 속속 철수하고 있는 실정이다. 즉 뇌의 노화를 멈춘다는 것은 그만큼 어려운 일이다. 최근 치료약이 미국에서 유통 허가를 받았다고는 하지만, 아직 꽤 비싼 편이다.

어쨌든 의학의 진보가 큰 질병을 극복하고 여러 몸속 기관들을 회춘시킨다 해도 결국 사람은 뇌부터 늙어간다는 사실은 피할 수 없다.

85세 이상은 대개 치매가 온다

필자가 고령자 전문의 요쿠후우카이병원에 근무하고 있을 당시, 돌아가신 분들의 병리 해부 보고를 매주하고 있었다. 그때 깨달은 사실인데, 85세 이상의 노인 중 알츠하이머성 치매 증상이 뇌에 보이지 않는 분은 없다는 것이다.

즉 그 정도의 나이가 되면 뇌는 확실히 늙어간다. 경중의 차이는 있어도 85세가 지나면 모두 뇌가 병드는 주요인으로 알츠하이머성 치매가 보통이다.

사람 수명이 향후 100세 가까이 연장된다는 사실은 불균형을 초래하기 십상이다. 신체는 어느 정도 건강이 유지되지만, 뇌 건강은 그렇게 유지할 수 없다는 불균형이다. 결과적으로 치매 등과 함께 보내는 노년 기간이 길어진다는 끔찍한 만년이 기다리고 있다는 말이다.

필자가 의과대학을 졸업한 1985년 전후만 해도 알츠하이머성 치매에 걸리면 5, 6년 만에 죽는 병으로 모두 알고 있었다. 그러나 지금은 이 병에 걸려도 10년 동안 생존하는 것은 보통이다. 앞으로는 더 길어질 것이다.

비관적으로 설명한다면, 수명이 점차 연장되는 향후 시대에 선택지는 두 가지이다. 아직도 석연하게 해명되지 않은 질병으로 일찍 사망하거나, 100세 근처까지 장수하면서 노망하여 죽거나 둘 중 하나라는 것이다. 우리 인생의 말년이 크게 바뀌려 하고 있다.

70대는 늙음과 싸울 수 있는 마지막 기회

기나긴 세월 동안 노인의 기간을 건강하게 보내기 위해서는 우선 뇌의 기능을 어떻게 80대 이후에도 유지할지가 중요하다. 아울러 70대 때에 가지고 있는 운동 기능을 얼마나 오래 가져가야 하는지 여부도 중요해진다.

관건은 70대의 생활 방식이다.

70대 초반까지는 치매에 걸리거나 환자가 된 사람은 10%도 채 안 된다. 다치거나 큰 병을 앓거나 하지 않으면, 중·장년 시절처럼 활기찬 생활을 영위할 수 있다.

이 인생 종반의 활동기(活動期)를 의도적으로 노력하며 보낸다면, 신체도 뇌도 젊음을 유지할 수 있고, 간병을 받는 환자가 되는 시기를 늦출 수 있다. 건강한 80대로 연착륙하기 위해서는 70대가 매우 중요한 시기이다.

단지 독자 여러분이 알아주셨으면 하는 게 있다. 필자는 평생 늙어가는 것에 저항하거나 싸우는 것을 추천하지 않는다는 점이다.

확실히 현재 안티에이징 의료의 진보는 눈부시다. 전체 양상을 보아도 70대 무렵까지는 현역 때와 비교해 그다지 변화 없는 생활을 유지할 수 있다.

그러나 이는 80대 정도까지 상황이다. 80대를 넘기면 대부분 다 늙어간다. 늙음을 완전히 멈출 수는 없는 일이다.

'인생 100세 시대'가 코앞으로 다가온 우리는 이제 '늙음'을 두 시기로 구분할 필요가 있다.

70대 때 '늙음과 싸우는 시기'와 80대 이후의 '늙음을 받아들이는 시기' 두 가지이다.

아무리 발버둥 쳐도 늙음을 받아들여야 하는 시기가 80대 이후 반드시 찾아온다. 그런데도 언제까지나 젊음을 유지하기 위해 늙어가는 것을 막으려고 한다면 결국 좌절감만 찾아오지 않을까.

늙 음 은   기 피 할   수   없 다

80대가 되고 85세를 넘었을 무렵에는 누군가의 손을 빌려야 하는 일도 많아진다. 그때야말로 있는 그대로 자신의 늙은 모습을 받아들여야 하는 시기이다. 그렇지 않으면 이후 15~20년 정도 연장된 '늙은 기간'을 살아가는 것은 매우 괴로운 일이 되어버린다.

육신의 수명이 100세 근처까지 늘어나면 일반적으로 병석에 누운 채 노쇠해 사망하는 경우가 대부분이다. 누구나 높은 확률로 그런 말년을 맞이하기 때문에 '늙음'을 기피하며 살아가는 것이 더 부자연스럽다.

80세를 넘어서 늙은 자신의 모습을 보고 실망하거나 늙음을 혐오할 필요는 없다. 오히려 큰 병으로 목숨을 잃는 일도 없고 사고를 당하는 일도 없이 천수를 다하고 있기 때문, 늙음에 직면할 수 있다고 생각하는 것이 좋다. 80세가 넘으면 늙어 간다는 자연의 흐름을 받아들이는 시기이다.

한편으로 70대는 사람들이 보다 건강해지고 한창 늙음과 싸우는 시기라고 할 수 있다. 70대에 건강한 상태를 유지하려고 노력하는 것은 효과도 있고 의미가 있다.

'늙음'을 받아들이는 방법은 사람마다 다르다. 젊음을 유지하고 싶다고 생각하지 않는 사람도 있다. 있는 그대로 자연스럽게 늙어 가는 것이 제일 낫다고 생각하는 사람도 물론 있을 것이다. 늙었을 때 사는 방식, 받아들이는 방법에 정답도 없으며 사람마다 자유롭게 살면 되는 것이다.

다만 80대가 돼서도 건강을 유지하고 삶의 질을 유지하며 몸도 어느 정도 움직일 수 있는 것이 좋다. 젊은 시절의 맑은 머리를 유지하고 싶다면, 70대는 늙음과 싸울 수 있는 마지막 기회이다. 이 시기의 매일매일 노력이 이후 찾아올 80대의 모습을 크게 좌우하게 될 것이다.

노력했느냐 안 했느냐에 따라 훗날 큰 차이가 난다

향후 다가올 초장수 사회는 저출산과 함께 고령자 사회의 대세로 자리잡을 것이다. 예를 들어, 2060년 국민의 2.5명 중 1명이 65세 이상 고령자가 될 것으로 예측된다.

이에 대해 노인만 있는 '단일적' 사회로 상상할 수도 있다. 하지만 실제로는 지금보다 더 다양성이 넘치는 사회가 될 것이다. 고령자가 늘어나는 사회는 다른 연령대 사람들이 많은 사회와 비교해 보다 더 다양화될 것이다.

예를 들어 보통 초등학생을 예로 들어본다. 일반적인 초등학

교라면 우등생과 열등생의 IQ 차이가 있다고 해도 고작 80~120 정도의 사이의 수치를 보일 것이다. 50m 달리기를 해도 빠른 아이가 6~7초, 느린 아이라고 해도 15초면 달릴 수 있다.

각각 능력의 차이가 있다고 해도 그 정도밖에 차이가 나지 않는다. 그러나 고령자 사회를 상상해 본다면 좀 다르다. 80세에 치매가 진행되어 대화가 잘되지 않는 사람이 있는가 하면, 그 나름대로 지금까지 일이나 지적인 활동을 계속하는 사람이 있다. 아울러 노벨상을 받아 훌륭한 연설을 할 수 있는 사람마저도 있을 것이다.

눕는 행위가 노화를 재촉한다

눕기만 하는 생활을 하거나 일상에서 간호가 필요한 사람도 있고, 매일 산책하거나 수영이나 골프 등 스포츠를 즐기는 80세 노인도 있을 수 있다.

즉 고령자가 되면 신체 능력과 뇌 기능에서 개인차가 많아진다. 고령자 다수의 사회로 된다면, 앞으로의 사회는 확실히 다양성으로 가득 찬 사회가 될 것이다. '건강 격차'가 생기는 것은 향후 펼쳐질 사회의 특징이 될 것이다.

젊은 사람이라면 10일 정도 질병으로 병실에 누웠다고 해도 퇴원 후 즉시 평상 생활로 돌아갈 수 있다.

하지만 고령자가 되면 그렇게 할 수 없다. 10일 동안이나 몸져 누워 버리면 운동 기능은 단번에 약해진다. 뇌 기능도 계속 침대 안에만 있으면 급속히 쇠약해진다.

그만큼 고령자에게는 뇌 기능, 운동 기능을 유지하기 위해 '계속 사용한다'는 것이 중요하다.

개개의 능력 차이가 커져가는 초장수 사회에서는 신체와 뇌를 유지하기 위한 노력을 했는지 안 했는지에 따라 훗날 큰 차이로 나타난다. 계속 사용하려는 의식이나 마음가짐이 누구에게나 더욱 중요하다고 말할 수 있다.

단번에 늙지 않기 위해
가장 필요한 것

지금의 70대는 예전보다 더 젊어졌다 해도 이 연령대만의 독특한 위험도 다수 안고 있다. 특히 '의욕 저하'나 '의욕 상실'이 두드러진다.

뇌 기능, 운동 기능을 유지하기 위해 '계속 사용하는' 것이 중요하다고 앞에서 설명했다.

예를 들어 40대, 50대의 사람이 아무것도 하지 않고 빈둥빈둥 생활했다고 해도 하반신이나 뇌 기능이 쇠약해지는 일은 거의 없다. 하지만 빈둥빈둥 생활하는 70대의 경우엔 바로 운동 기능, 뇌 기능이 쇠약해지고 만다.

70대는 의욕적으로 몸을 움직이거나 머리를 사용하지 않으면 금방 간병이 필요한 고령자가 되어 버릴 위험이 있다. 이는 많은 고령자 스스로도 알고 있는 사실이다. 하지만 실제로 '계속 사용한다'는 말을 실천하는 사람은 그리 많지 않다.

왜냐하면 70대가 되면, 머리로는 이해하고 있어도 의욕이 떨어져 활동량이 저하되기 때문이다. 무슨 일에도 의욕이 없고 흥미를 가질 수 없게 되면서, 사람 만나는 것조차 귀찮아지고 외출을 싫어하는 경향도 생기게 된다.

의 욕 저 하 는 전 두 엽 의 노 화 때 문

이러한 '의욕 저하'는 뇌 전두엽의 노화와 남성 호르몬의 감소가 주된 원인이다.

전두엽의 위축은 사실 40대부터 이미 시작되며 70대가 되면 더욱 두드러진다. 게다가 남성의 경우는 남성 호르몬의 감소도 진행되기 때문에 행동 의욕이 떨어진다.

사실은 '의욕 저하'야말로 노화 과정에서 가장 무서운 것이다.

질병이나 부상을 계기로 늙어 가는 경우도 있다. 하지만 나이가 들수록 의욕이 감퇴되고 단번에 늙어가게 된 주요인이다.

아무리 몸을 움직이고 뇌 기능을 사용하려고 해도 의욕이 생기지 않기 때문에 여러 가지 활동하는 것이 귀찮고 활발하지 않게 된다. 결국 가지고 있는 기능을 유지할 수 없게 되는 것이다.

이러한 '의욕 저하'가 현저해지는 연령대가 확실히 70대다. 즉 70대에서 80대로 향할 때 건강하게 보낼 수 있을지 어떨지는 70대 때 얼마나 '의욕 저하'를 막았느냐에 달려 있다. '의욕 저하'를 방지하기 위해서는 일상생활 속에서 전두엽의 기능과 남성 호르몬을 활성화시키는 것이 매우 중요하다.

전두엽은 대뇌의 전방 부분을 말하며 의욕이나 사고, 창조 등에 관련되는 부분이다. 또한 남성 호르몬도 성기능뿐만 아니라 다른 사람에 대한 관심과 의욕 등에 관여하고 있다. 이 두 요소가 젊었을 때처럼 유지되어야만 일상의 활동수준을 유지할 수 있으며, 노화를 늦추고 젊음을 유지할 수 있다.

어떠한 생활을 하면, 전두엽과 남성 호르몬을 활성화할 수 있는지는 다음 제2장에서 구체적으로 설명할 것이다.

70대에는
여러 가지 리스크가 있다

'의욕 저하' 이외에도 70대에 직면할 위험은 여러 가지가 있다. 가장 흔한 것은 질병, 부상 등의 건강상의 문제이다. 큰 질병이나 넘어져 생긴 부상 등으로 70대가 단번에 늙어 버리는 사례는 흔한 일이다.

이 연령대는 암이나 뇌경색 등에 걸리는 사람도 많아지기 때문에 중대한 질환에 어떻게 대처하는지가 중요해진다.

수술을 할지 말지? 어떤 검사, 어떤 치료를 받을지 등의 대목에서 중대한 결정을 내려야 하는 경우가 많다.

이 책 제3장에서 70대가 의료 기술과 어울리는 방법, 질병과 어울리는 방법 등을 기술했다.

의외로 잘 알려져 있지는 않지만, 우울증도 70대의 큰 위험 요인이다. 우울증에 걸리면 몸을 움직이는 것이 귀찮아지고 밖에도 나가지 않게 된다. 예를 들면, 예전에 자주 참가했던 취미 모임이나 아는 사람들이 모이는 고령자의 '쉼터' 등에 가자고 아무리 권유해도 잘 가지 않게 된다.

여 성 호 르 몬 감 소 ➡ 골 다 공 증

식욕도 확실히 떨어지기 때문에 자신도 모르게 살도 빠진다. 그것도 지방이 없어지는 것이 아니라 근육이 없어지기 때문에 우울증에 걸리면 단번에 늙어 버린다.

여성의 경우 여성 호르몬이 감소하기 때문에 골다공증에 걸리는 사람도 많다.

70대에서는 지병을 갖고 있는 사람이 늘기 때문에 현대 의료 기술과 어울리는 법이 이후 80대를 좌우하는 주요 포인트가 된다. 건강 문제뿐만 아니라 일상생활에서도 70대는 많은 위험에 둘러싸여 있다.

앞으로 장수 사회가 더욱 심화되면, 대개 60대에 은퇴했지만, 앞으로는 70대 때 은퇴하는 사람이 많아질 것이다.

간병에 대해서도 변화가 예상된다. 이를테면, 70대 자식이 부모를 간병하는 경우나 70세가 지난 후에 부모와 사별하는 경우도 많아질 것이다.

장수화에 따라 지금까지 60대에서 맞이했던 인생의 고비를 70대에 맞는 경우도 많아질 것이다. 이러한 고비는 생활환경이 갑자기 변할 가능성이 있다는 의미다. 앞으로 늙어가는 일상을 크게 좌우할 위험성을 내포하고 있다.

인생의 고비를 어떻게 극복해 나가는가 여부는 70대를 어떻게 보내는지에 따라 판가름 날 수도 있다.

70대에 익힌 '습관'이
이후 삶을 구한다

지금까지 설명한 것처럼 70대에 가장 중요한 것은 신체 기능도, 뇌 기능도 그대로 유지하는 것이다. 현재 갖고 있는 신체의 모든 기능을 계속 사용하는 것이다. 70대에 의도적으로 계속 사용하면 80대, 90대에 이르러서도 간병인을 부르는 시기를 늦출 수 있다.

우선 활동량이 떨어지지 않도록 '의욕 저하'를 피해야 하며, 전두엽과 남성 호르몬의 활성화를 촉진해야 한다.

그리고 70대 활동 의욕을 유지함과 동시에 계속 사용하는 '습관 만들기'가 중요하다.

70대에 '습관 만들기'가 중요한 이유는 많은 사람들이 70대 전후로 일을 그만두기 때문이다.

현역으로 일하고 있을 때는 루틴이 있기 때문에 필연적으로 활동할 수밖에 없다. 하지만 은퇴하면 바로 몸을 움직이거나 머리를 쓰는 일 따위가 없어진다.

즉 이 시기부터 의도적으로 몸을 움직이고 뇌를 사용하려고 습관화하지 않는다면, 운동 기능도 뇌 기능도 계속 유지할 수 없게 된다.

70대 습관 만들기가 핵심

또 70대 습관 만들기가 중요한 이유가 있다. 70대에 시작한 습관은 80대 이후에도 평생에 걸쳐 지속되기 때문이다.

예를 들어, 70대에 평소부터 걸으려고 노력해서 산책 습관이 몸에 밴 사람은 80세가 되어도 계속하려고 한다.

70대에 수영을 하고 등산할 것을 맘먹고 습관화한 사람은 80세가 되어도 체력이 남아 있는 한 계속할 것이다. 만일 신체 기능상 등산을 할 수 없게 되면, 그것을 대신할 무언가를 해서 몸을 움직이려는 마음가짐만은 평생 계속될 것이다.

운동뿐만 아니라 연극이나 회화, 바둑 장기, 낭독 등의 취미 활동도 70대에 습관화된 사람은 80대가 되어도 거의 그만두기 어려울 것이다.

7 0 대 운 동 이 최 고 의 보 약

즉 70대 때 만든 운동 기능이나 뇌 기능을 유지하는데, 도움되는 습관은 일생 동안 계속하는 경우가 많다. 그래서 70대에 의도적으로 좋은 습관을 들이는 것이 정말 중요하다.

만약 70대 때 아무것도 하지 않는다면, 80대에 들어 새로운 습관을 만드는 것은 꽤 어려울 것이다. 신체 기능은 70대 때보다 더 떨어져 있고 새로운 것을 시작하려는 의욕도 감퇴하기 때문이다.

그렇기에 현역 시대에 가까운 신체 기능이나 의욕이 있는 70대 때 좋은 습관을 유지하는 것이 중요하다.

회사에 재직할 때 자주 골프를 하고 있었지만 정년퇴직하고 나면, 스스로 부담해야 하기에 그만두려는 사람도 있다. 하지만 골프와 같이 몸을 움직이는 좋은 습관은 70대가 되어도 가능한 한 계속하는 것이 좋다.

지금이라면 골프장 가격 파괴가 일어나고 있기 때문에 평일이면 꽤 싸게 플레이할 수 있다. 70대 사람들의 몸은 아무것도 하지 않고 그냥 내버려 둔다면 금방 늙어 간다.

그렇기에 기능 유지를 위해서라도 의도적으로 행동하는 것이 매우 중요하다. 이때 의식적으로 좋은 습관을 들이는 것은 80대에 건강을 유지하는 첩경이다.

제**2**장
노화를 늦추는
70대의 생활

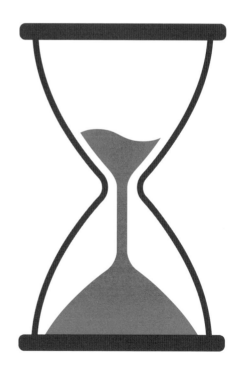

어떤 일을 하더라도
'은퇴'하면 안 된다

70대의 생활 방식은 참으로 중요하다. 간병을 받는 환자가 되는 시기를 가급적 늦추고 80대 이후에도 건강하게 보내기 위한 마지막 활동기이기 때문이다.

제2장에서는 70대가 어떠한 생활에 유의해야 하는지를 설명할 것이다.

정년 연장이나 정년 후의 재고용 등 고령이 되어도 일하는 환경이 준비되고 있지만, 그래도 70대가 되면 근무하던 회사를 그만두고 퇴직하는 사람이 많을 것이다.

70대 때 단번에 늙는 사람은 전형적으로 은퇴한 직후부터 일체 활동을 그만두는 경우이다. 지금까지 열심히 일해 왔기 때문에 퇴직하면 이제 아무것도 하지 않고 집에서 빈둥빈둥 지내고 싶다고 손꼽아 퇴직하는 날을 기다리는 사람도 있다.

그러나 70세까지 현역으로 일을 하던 사람이 퇴직 후에 무엇을 할지 생각하지도 않고 은퇴하면 단번에 늙어 버리는 일이 많다. 직장에서 일할 때는 책상머리 같은 루틴한 업무라도 통근하는 경우, 생각보다 몸을 많이 사용하고 있다. 그런데 퇴직하고 나서 집에만 틀어박혀 있는 70대라면 약 1개월 정도 지나면 운동 기능 가운데 상당 부분이 저하되기 쉽다.

뇌 기능 측면에서도 일하고 있으면 매일 나름대로 지적 활동이나 다른 사람과 의사소통 등의 활동으로 다양한 상황을 접하게 된다. 반면 집에서 지내면 평소 뇌 활동이 없어지고 치매 위험도 높아진다.

특히 전두엽의 노화가 단번에 진행된다. 전두엽이란, 창조적 능력이나 다른 사람에 대한 공감 능력, 예상치 못한 일에 대처하는 능력에 관여하는 부분이다. 이 부분이 노화되면 어떤 일에도 의욕이 생기지 않고 활동 자체를 귀찮아한다. 운동 기능의 저하와 뇌의 노화가 더욱 가속화될 것이다. 외형적인 인상에서도 발랄한 느낌을 잃은, 기운 없는 노인으로 변모하게 된다.

그렇게 되지 않기 위해서라도 조만간 퇴직을 맞이할 단계라면, 퇴직 이후 무엇을 할 것인지 미리 준비를 해둬야 한다. 퇴직하고 잠시 쉬었다가 다음에 무엇을 할지 생각한다면, 어느새 게으른 생활에 휩쓸려 습관으로 굳어버리는 경우가 허다하다.

70대에도 신체적 기능은 비교적 건강하다지만, 전두엽의 노화는 이미 40대부터 진행되고 있다.

전두엽의 노화는 40대부터

나이가 들수록 의욕이 저하되는 것은 자연스러운 일이다. 의욕이란, 원래 70대가 되면 젊은 시절보다 떨어지는 것이 보통이다. 집에 틀어박혀 활발하지 않은 생활에 젖어 들기 쉬운 연령대이다. 이 때문에 의식적으로 퇴직 후의 활동을 사전에 결정하는 것이 중요하다.

아직 연금도 적기 때문에 뭔가 새로운 일을 시작한다는 것 자체가 하나의 중대한 선택지일 것이다. 금전적인 측면뿐만 아니라 노화를 늦추는 측면에서도 퇴직 후, 새 직장에서 일한다는 것은 매우 좋은 일이다.

나이가 들면 은둔 생활도 좋은 것이라는 사람도 물론 있을 것이다. 하지만 70세가 넘어서 그런 생활을 하게 되면 단숨에 뇌 기능, 운동 기능을 노화시켜 버릴 위험이 있다는 것을 충분히 이해할 필요가 있다.

수명이 연장되고 90세, 100세까지 사는 시대가 펼쳐진다. 이런 시대에 나이를 먹었기 때문에 '은퇴한다'는 생각 자체가 노후 생활의 위험으로 다가온다. 은퇴로 생각하지 말고 언제까지나 현역 직업인으로 생활한다는 자세가 노화를 늦추고 긴 만년을 건강하게 보내는 비결이다.

가게를 운영하고 있는 사람이나 건축가나 세무사 등 자격을 가지고 70대까지 일을 해온 사람의 예를 들자면, "O세에 일을 그만둔다"고 하는 경우가 있다. 그러한 선택은 결코 좋은 방법은 아니다.

농업이나 어업, 장인 같은 일도 그렇지만 자신이 그만두겠다고 결정하지 않는 한 계속할 수만 있다면, 몸이 버틸 수 있는 한 평생 계속하는 것이 노화를 늦추는 좋은 방법이다.

직장인이라도 직급 정년, 즉 연령에 따라 제외될 수 있다. 하지만 '일한다'는 점에서 은퇴할 필요는 없다. 아르바이트생이나 계약직 같은 어떤 형태로든 '일'을 통해 계속 사회와 관계를 맺는 것이 활동량을 떨어뜨리지 않고 젊게 사는 비결이다.

퇴직 후에도 일해야 늙지 않는다

퇴직 후도 사회와 관계를 맺는다는 의미에서는 물론 '일'이 전부는 아니다. 반상회 임원이나 아파트 관리조합의 임원, 취미 모임의 직무를 맡는 것도 좋다. 자원봉사 활동도 퇴직 후의 사회에 참여하는 하나의 선택지이다.

누군가와 협동해서 누군가의 도움이 되거나 누군가 나를 필요로 한다고 느끼는 것은 언제까지나 현역 의식을 유지하는데 큰 도움이 될 것이다.

70대가 되면 특히 '은퇴' 등은 생각하지 말고 현역 의식을 유지하는 것이 중요하다. 그것이 단번에 늙는 것을 막아준다.

일하는 것이
노화를 늦추는 최고의 보약

늙어서도 계속 일하는 것이 노화를 늦춰 언제까지나 젊음을 유지하도록 한다는 것을 앞에서 설명했다. 이는 데이터로도 입증되고 있다.

나가노현은 일찍이 도도부현 중에서도 평균 수명 데이터가 하위에 위치하고 있었다. 하지만 1975년 무렵 이 지역 출신 남성의 평균 수명이 전국 4위가 되었다. 그 후 상승하기 시작해 1990년에는 전국 1위를 몇 번이나 기록했다.

여성도 2010년의 조사에서 1위가 되었다. 남녀 모두 평균 수명이 일본 내 도도부현 가운데 1위가 되었다. 후생노동성이 최근 발표한 2015년 조사 결과에서 남성이 81.75세로 전국 2위, 여성이 87.67세로 전국 1위에 랭크됐다.

이 정도에 이르자, 왜 나가노현이 장수하는 현(縣)인지에 대해 다양한 추측이 나왔다.

나가노현에서는 메뚜기나 벌집 등의 곤충을 먹는 습관이 있기 때문이라든지, 지형적으로 산간 지역이 많아 산길을 잘 걷고 하반신이 단련되어 있기 때문이라는 등의 이유가 제기된 적 있다. 그러나 최근에는 곤충을 먹는 일도 줄고 자동차의 보급이 진행되어 산길을 걷는 일도 적어지고 있다. 이런 가설들은 그다지 설득력이 있어 보이지 않는다.

장 수 마 을 의 이 유 는 일 하 는 데 있 다

필자가 생각할 때 진짜 이유는 이것이다. 나가노현 고령자의 취업률에 있는 게 아닌가 생각한다.

나가노현은 지금까지 고령자 취업률에서 도도부현 중 1위를 몇 번이나 기록했다.

총무성 통계국이 발표한 최신 데이터인 2017년 10월 1일 기준, 고령자가 직업을 갖고 있는 비율을 살펴보자. 나가노현의 남성이 41.6%로 전국 1위에 랭크됐다. 여성도 21.6%로 1위에 자리했다. 남성에게 있어서 이 같은 높은 취업률은 높은 평균 수명에 반영되고 있다고 생각한다.

집에 틀어박혀 있지 않고 일하는 것이 운동 기능, 뇌 기능의 노화를 지연시켜 고령자의 수명을 연장하고 있다고 생각한다.

이는 오키나와의 평균 수명 및 취업률의 관계에서도 알 수 있다. 오키나와는 장수하는 현이라는 이미지가 있다. 실제로는 그렇지 않다. 여성은 장수하지만 남성 평균 수명은 전체 도도부현 중 30위 아래에 있다. 전국 평균을 밑돌고 있는 것이다.

앞서 언급한 후생노동성의 2015년 조사에서도 전국 36위다. 하위에 위치하고 있다. 반면 여성은 전국 7위로써 비교적 높은 위치에 있다.

왜 오키나와의 남성과 여성은 거의 같은 유전자를 갖고 동일한 기후 풍토에서 생활하고 있음에도, 이 정도로 평균 수명이 다른가. 그 이유도 '취업률에 숨겨져 있는 게 아닌가' 필자는 생각해 본다.

오키나와에 있는 남성 고령자가 직업을 가지는 비율은 전국 최하위에 있다. 이 사실이 남성의 평균 수명을 떨어뜨리는 요인 가운데 하나가 아닌가 생각한다. 반면 여성의 경우 젊을 때부터 전업주부인 사람도 있고 고령자가 되어도 가사를 도맡고 있는 경우도 있다. 따라서 취업률 자체가 남성만큼 수명에 영향을 미치지 않을 수도 있다.

그러나 남성에게는 일에 종사하고 있는지 아닌지가 평균 수명에 상당 부분 영향을 주고 있다고 볼 수 있다.

나가노현에서는 고령자 1인당 의료비가 전국 최저 수준이라는 조사 결과도 있다. 즉 나이를 먹어도 건강한 사람이 많다는 것이다.

계속 일에 종사하는 것이 나이가 들어도 활동량을 떨어뜨리지 않는 가장 쉬운 방법이다. 그것이 신체나 뇌 노화를 늦추는 것에 좋은 영향을 미쳐, 건강한 70대, 80대로 지내는 것을 가능하게 해준다는 점이다. 다만 나이를 먹고 난 후 일하는 방식은 젊었을 때와는 달리 바꿀 필요가 있다.

돈이나 효율만을 추구하는 근로 방식에서 자신의 경험이나 지식을 살려, 누군가를 도와 사회에 도움된다는 사실에 가치를 둔다면 좋을 것이라 생각한다.

실패학을 제창하고 있는 도쿄대학 명예교수 하타무라 료타로 씨는 이렇게 제안한다. 기업들이 정년퇴직한 사람이 취업할 수 있도록 도와주는 진정한 의미의 '상담역'을 만들자고 제안했다.

현재 상담역이란, 이사 등 임원 출신의 자리이며 잘난 척하고 있을 뿐 진짜 상담 상대가 되지 않고 있다는 것이다. 지금과 같은 이름뿐인 그런 것이 아니라, 진짜 상담을 도와주는 상담역을 만들자는 제안이다.

진짜 상담역이 필요

정년퇴직한 사람이 상담역을 맡아 업무상의 고민, 인간관계의 고민, 도덕적 고통, 갑질 등에 고통을 받는 직원의 상담 상대가 되는 것이다.

퇴직한 사람이기에 회사와 이해관계도 없고 자신의 경험을 바탕으로 젊은 사람들에게 유익한 조언을 할 수 있다.

경우에 따라서는 "부장님께 내가 말해줄게"와 같은 과거 상담역의 인간관계를 살려 문제를 원만하게 마무리 지을 수 있을 것이다. 상담역으로 일하는 사람들의 정신 건강적 측면에서도 좋은 아이디어라고 필자도 동의한다.

고령자가 되면 자신의 경험과 지식을 누군가를 위해 살리는 취업 유형도 있다. 나이가 들면 젊었을 때와 같은 성과를 얻는 것은 점점 어려워진다. 생각대로 업무 수행을 못 할 경우도 많아진다. 자신이 가치 없는 존재가 되었다고 낙담하는 사람도 있을 것이다.

그러나 어느 정도 버는가, 어느 정도 성과를 올리는가 하는 것 등은 업무의 일면에 불과하다. 얼마나 사회에 도움이 되는가 하는 관점도 유익하다. 고령자가 되면 이 같은 가치관에 중점을 두고 일하는 게 효과적이다.

어떤 일이든 조금이라도 사회에 도움 되는 것은 누구라도 할 수 있다. 가치를 찾고 계속 일하는 것이 노화 방지의 최선의 보약이라고 필자는 생각한다.

운전면허를
반납하면 안 된다

　70대에 가서도 '은퇴' 같은 건 생각하지 말아야 한다고 앞서 설명했다. 어떤 것이라도 '은퇴'는 생활환경의 변화를 수반한다. 고령자에게 생활환경이 확 바뀌는 것은 건강한 삶을 영위하는 데, 큰 위험 요인이 된다.

　생활환경의 변화는 지금까지의 건강 생활을 지탱하고 있던 습관(루틴)을 파괴할 수 있다. 나날이 활동량을 저하시키는 일이 자주 일어날 것이다. 활동량 저하가 지금까지 기능하던 운동 능력과 뇌의 기능을 쇠퇴시켜 버린다.

자동차 운전에 있어서도 은퇴 등을 해서는 안 된다. 최근 고령자의 자동차 운전이 위험하다는 풍조(분위기)가 확산하고 있는 가운데, 운전면허증의 자진 반납이라는 사회적 분위기가 조성되고 있다.

그러나 나이 들어서 자동차 운전을 그만두거나 하지 않는다면, 건강한 고령자로 생활하는데 문제가 될 수 있다.

노 인 도   운 전   잘 한 다

교통이 편리한 도시에 살고 있는 사람이라면 자동차 운전을 그만두더라도 다른 이동 수단이 있다. 그러나 지방에 거주하고 있으며 외출 시 항상 자동차를 운전하던 사람이 운전면허를 반납한다면, 거의 밖으로 외출할 기회가 없어질 것이다. 십중팔구는 2~3년 안에 병간호를 받는 상황에 처하거나 치매에 걸릴 확률이 높아진다.

자동차를 운전할 수 있다면 사소한 일이라도 외출할 기회는 확실히 늘어난다. 최근에는 지방에도 쇼핑몰이나 대형마트가 진출하고 있다. 쇼핑하러 차를 타고 가더라도 건물 안을 꽤 돌아다니기 때문에 좋은 운동이 된다.

아울러 인근 주민들이 모이기 때문에 아는 사람을 만나 이야기를 나누는 일도 생길 것이다.

푸드 코트에 가면 다양한 메뉴가 준비되어 있고 다양한 식사를 할 수 있다.

그런데 운전면허를 반납하고 집에 틀어박혀 누구와도 만나지 않는 생활을 보낸다면, 운동 기능도 뇌 기능도 어느 날 갑자기 쇠약해져 버린다.

쓰쿠바대학 연구팀이 2019년 공표한 조사 결과에서도 알 수 있다. 연구팀은 아이치현의 65세 이상 남녀 2,800명을 추적 조사했다. 2006~2007년 시점에서 간병 받을 필요가 없다고 인정받은 이후에도 운전을 계속하는 고령자에 대해 2010년 8월 현재 운전을 계속하고 있는지 재차 물어 인지 기능을 포함한 건강 상태를 조사했다. 이어 2016년 11월까지 추적 조사해 운전 지속 여부와 간병 인정의 관계를 분석했다.

병에 걸리거나 인지 기능이 떨어지거나 운전을 할 수 없게 된 경우는 제외하고 통계학적으로 분석했다.

분석 결과 10년 후 운전을 그만둔 사람은 운전을 계속한 사람

에 비해 2016년에 간병을 받아야 할 상황에 처할 위험이 2.09배
나 되었다.

이 조사에서 운전을 그만두고 이동할 때 전철이나 버스, 자전
거를 이용했다고 하는 사람이 간병 받을 위험도 조사했다. 이들
은 운전을 계속한 사람에 비해 간병을 받아야 할 상황이 1.69배
로 나타났다.

다른 이동 수단을 사용하고 있었다는 사람들조차, 운전을 그
만둔 것이 생활에 미치는 영향이 커서 활동량이 떨어졌다고 생
각된다. 운전면허를 반납하게 되면 활동하려는 적극성이나 의
욕 면에서도 시들어진다.

고작해야 자동차 운전이라고 생각할지도 모르지만 운전을 그
만둔 영향으로 간병 받는 상황에 처할 위험이 2배나 높을 정도
로 고령자의 신체는 취약하다. 70대가 되면 그 경향은 더욱 강
해진다.

활동적인 성향의 고령자라면 모르겠지만, 일단 자동차 운전
을 하지 않게 되면 곧바로 간병 받아야 할 상태에 빠질 수 있다.
이것이 70대의 위태로움이라고 이해해야 한다.

사실, 고령 운전자는
위험하지 않다

운전은 계속해야 한다고 강조했지만, "하지만 고령이 되어 운전을 계속하는 것은 위험하지 않을까", "사고를 일으켜 주위에 폐를 끼치는 것은 아닐까"하고 불안해하는 고령자나 그 가족도 있다고 생각한다.

인지 기능이 떨어진 고령자가 운전 조작을 잘못해서 중대 사고를 다발시키고 있다고 생각하는 사람도 많을 것이다. 그러나 이는 매스 미디어에서 거창하게 다뤄진 데서 빚어진 오해일 뿐이다.

현실은 다르다. 실제로는 고령 운전자가 사고를 일으킬 확률은 그리 높지 않다.

경찰청 교통국이 발표하는 '최근 30년 교통사고 상황'에 의하면 오토바이 이상의 면허를 가지고 있는 인구 약 10만 명의 연령층별 사고 건수 중에서 사고를 가장 많이 낸 연령대는 16~19세 연령층으로, 1,489건이 집계되었다. 그다음으로 20~24세가 876건이다.

언론의 무식한 보도

한편 고령자 중에서 가장 사고를 많이 낸 연령층은 85세 이상으로, 645건에 지나지 않았다. 이는 25~29세의 624건과 거의 비슷한 수준이었다. 80~84세도 604건이었다. 70대에서는 500건 전후였다. 그 밖의 30대~60대 연령층이 대강 450건 전후로, 특별히 사고율이 높다고 단언할 수 없다.

만약 교통사고를 줄이고자 한다면 압도적으로 많이 사고를 낸 젊은 운전자의 운전 방식에 어떠한 손을 쓰는 것이 효과적이다. 그런데도 언론은 무턱대고 시청자들의 이목을 끌려고 고령 운전자가 폭주한 사건을 크게 다룬다. 그러한 보도를 접할 때마다 사회에 "고령 운전자는 사고를 일으키기 쉽다", "위험하기 때문에 운전면허를 취소당해도 어쩔 수 없다"라는 풍조가 퍼져 버렸다.

데이터에 근거해 합리적으로 판단한다면, 고령자 면허를 뺏는 행정적 행위에 대한 정당성은 전혀 없다. 상명하복의 기질이 배어있는 우리 사회에서는 이러한 국가 행정을 추진해도 소란이 일어나지 않지만, 인권 의식이 확립되어 있는 유럽과 미국 사회에서는 고령자에 대한 차별이라는 논란이 벌어질 수 있다.

고령자가 일으키는 사고 유형을 보면, "브레이크와 액셀을 잘못 밟았다"는 증언이 보도되는 경우가 많다. 이로 인해, "브레이크와 액셀을 잘못하다니, 운전자는 멍청한 고령자일 것이다"라는 식의 오해를 낳고 있다.

그러나 고령자 전문 정신과 의사의 입장에서 보면, 치매로 인해 브레이크와 액셀을 잘못하는 경우는 거의 있을 수 없다. 몇 분 전의 일을 잊어버리는 중등도 치매 환자라도 숟가락과 젓가락 구별을 할 수 없는 사람은 없다.

만약 숟가락 젓가락의 구별을 못하는 중등도 이상 치매 환자라면 운전 자체를 할 수 없는 것이다.

즉 잘못 밟은 것은 페달을 구별할 수 없기 때문이 아니라, 깜빡했거나 당황했기 때문이다.

이것은 고령자뿐만 아니라 젊은 사람도 일으키는 실수이다.

물론 고령이 되면 동체 시력이나 반사 신경이 쇠약해지기 때문에 순간적인 판단이 늦어질 수도 있다. 페달을 잘못 밟아 일어나는 사고도 증가하는 경향이 있다. 하지만 이런 사고는 모든 연령대에서 빚어지는 사고이다. 그리고 전체 사고에서 차지하는 비율은 단, 1% 정도에 불과하다.

페달을 잘못 밟은 것 이외에도 고령 운전자가 일으키는 사고 가운데, 드물게 역주행이나 폭주 등 명백히 부자연스러운 것도 있다. 이들은 고령에 의한 운전 기능 저하 때문에 일어난 것은 결코 아니다.

대부분 약물에 의한 의식 장애가 원인이 아닌가 필자는 생각한다. 오히려 약물로 인해 해를 입었다고 할 수 있다.

고령자가 되면 여러 가지 약을 상용하는 사람이 많아진다. 또한 고령자는 대사량도 떨어지기에 약물 부작용이 쉽게 나타날 수 있다.

그로 인해 저혈당과 저혈압, 저(低)나트륨혈중 등으로 의식 장애를 일으키기 쉽다.

폭주 사고를 일으킨 고령 운전자가 당시 상황을 "잘 기억나지 않는다"고 말하는 경우가 있다. 하지만 이는 분명히 의식 장애를 의심해야 하는 증언이다. 앞으로 약을 복용하고 있는 고령자의 경우, 의식 장애를 일으킬 위험성 여부를 신중하게 판단하여 운전을 계속할 것인지 여부를 결정해야 할 것이다.

그러나 거듭 말하지만 고령자가 교통사고를 유발할 확률은 그리 높지 않다. 그런데도 나이로 일률적으로 구분해서 운전면허 갱신할 때에 제약을 가하거나 고령이 되면 면허를 반납해야 한다는 등의 풍조가 조성되는 것에 필자는 분노하고 있다. 운전면허를 빼앗기는 것에 사활 문제가 걸린 노인도 많다. 운전하고 싶지 않다면, 모르되 운전할 필요가 있고 희망하는 고령자라면 운전면허 강제 반납 등은 결코 해서는 안 된다.

운전에서 은퇴한다는 것은 노화를 가속시키는 결과를 초래해하기 때문이다.

고기(肉)를 먹는 습관이
노화를 늦춘다

80대 건강을 유지하기 위해서는 70대 생활에서 유의해야 할 2가지 포인트가 있다. 활동 의욕을 유지하는 것과 운동 기능을 유지하는 것 2가지이다.

질병을 앓다 갑자기 늙는 경우도 있지만, 그렇지 않은 경우도 있다. 노화는 의욕이 떨어지면서 가속화된다. 어떤 일에도 관심을 갖지 않고 몸을 움직이는 것이 귀찮다. 사람도 만나고 싶지 않고 외출도 하고 싶지 않다는 등 비활동의 경향은 70대가 되면 자연스럽게 강해진다. 이런 의욕의 저하를 막지 않으면 일상

생활의 활동량은 자꾸 떨어져 운동 기능도 뇌 기능도 단번에 늙어간다. 그래서 70대가 되어도 이전 연령 때처럼 의욕을 되도록 유지하는 것이 건강을 유지의 첩경이다.

또 운동 기능에서도 70대에 신체를 어떻게 사용하느냐에 따라 80대 이후의 기능이 결정된다고 할 수 있다. 70대에 스스로 의식하고 적절한 운동을 유지하는 것이 중요해진다. 그러면 구체적으로 어떠한 일을 하면 좋은가. 우선 의욕의 저하를 막는 의미에서 권하고 싶은 것은 '고기를 먹는다'는 것이다.

고령이 되면 육류를 삼가고 야채 중심의 식사가 몸에 좋다고 생각하는 사람도 많지만, 이는 잘못된 사실이다. 실제로 현역 시절에 비해 꽤 간편한 식사를 즐겨하는 사람도 많다. 그런 사정 때문인지 70세 이상의 5명 중 1명이 단백질 부족이라고 한다. 동양인의 식생활도 서구화되고 있다지만, 그래도 하루 80g 정도밖에 고기를 먹지 않는다. 미국인은 300g 정도 섭취한다. 미국인 만큼 먹을 순 없지만, 아직 동양인에게는 고기가 부족하다. 그리고 이런 경향은 고령자일수록 강하게 나타난다.

나이가 들고 의욕 수준이 저하되는 이유에는 여러 가지가 있지만, 그중 하나가 뇌 신경 전달 물질인 세로토닌의 감소이다.

세로토닌은 일명 '행복 물질'이라고 한다. 사람에게 행복감을 가져다주는 물질이다. 무심코 '아, 행복하다'고 느낄 때가 있다. 그런 감정을 불러일으키는 물질이다.

이 세로토닌이 감소하면 일상의 행복감은 희미해진다. 발랄한 감정이나 젊음, 활동 의욕이 저하된다. 기분이 가라앉거나 짜증이 나거나 감정이 불안정해지고 우울증에 걸릴 위험이 높아진다.

세로토닌은 나이가 들수록 점점 감소한다. 이 때문에 나이가 들수록 의욕도 떨어지고 우울증에 걸리는 사람도 늘어나는 이치다. 그러나 세로토닌의 감소는 고령이 되어도 생활습관을 바꾸면 개선할 수 있다.

그중 가장 손쉽고 좋은 방법은 육류 섭취이다. 세로토닌의 재료가 되는 것이 트립토판이라는 아미노산인데, 가장 많이 함유되어 있는 식품이 고기이다. 고기를 적극적으로 섭취하면, 세로토닌의 생성이 촉진되어 의욕 저하를 막는 작용을 하게 된다.

또한 고기에는 콜레스테롤이 많이 함유되어 있다. 콜레스테롤은 동맥경화를 촉진하고 심근경색의 위험이 된다는 이유로 나쁜 것으로 간주하고 있다. 하지만 고령자에게는 반드시 기피해야 하는 게 아니다.

심장 질환의 원인에서 선두인 미국이라면 콜레스테롤을 나쁜 물질로 간주하는 것도 이해할 수 있다. 하지만 동양에서는 암으로 사망하는 비율이 심근경색의 10배 정도에 이를 만큼 질병 구조의 차이가 있다. 동양의 경우, 심장 질환으로 사망하는 사람은 OECD국가 중에서도 현저히 낮다. 동맥경화에 신경 쓰기보다는 콜레스테롤을 줄여 초래되는 남성 호르몬의 감소를 두려워해야 한다.

늙 을 수 록 고 기 를 먹 어 줘 야

콜레스테롤은 남성 호르몬의 원료이다.

따라서 콜레스테롤 수치를 약으로 억제해서 ED(발기부전)을 자초하는 경우가 많다.

남성 호르몬 중에서도 특히 테스토스테론은 의욕과 관계가 있다. 성기능적인 측면뿐만 아니라, 다른 사람에 대한 관심이나 집중력 등에 관여하고 있다. 남성 호르몬이 감소하면 활동 의욕이 저하되어 기운 없는 노인이 된다. 이참에 말하자면 기억력도 떨어진다.

그러나 고기를 먹고 콜레스테롤을 잘 섭취하면 남성 호르몬 저하도 늦출 수 있다. 심지어 세로토닌을 뇌로 운반하는 역할도 콜레스테롤이 하는 것으로 알려져 있다. 즉 육류 섭취는 세로토닌과 남성 호르몬의 생성을 촉진해 사람의 의욕을 높이고 활동량을 유지하는데 매우 효과적이다.

고기를 싫어하거나 소화 기능적 문제로 먹지 못한다면, 무리할 필요는 없다. 하지만 건강을 위해 절제하고 육식을 멀리하려고 한다면 그런 일은 오늘부터 그만두자.

고령자의 식생활을 보고 있노라면, 스스로 자청해서 '기죽은 노인'이 되려는 것처럼 필자는 생각할 수밖에 없다.

80세 때 에베레스트산 등정에 세 번째 성공한 프로스키어 미우라 유이치로는 80세가 넘어서도 500g짜리 스테이크를 먹어치운다. 특수한 사례이긴 하지만, 고령이 되어도 선수로서의 능력을 유지하는 이유 중 하나는 고기를 자주 먹는 습관에 있다고 필자는 생각한다.

햇볕을 쬐는 습관이
사람을 젊게 한다

적당한 일광욕을 하는 습관도 의욕 저하를 방지하는데에는 아주 효과적이다.

앞서 설명한 대로, 사람의 의욕과 밀접한 관계가 있는 뇌 속 물질 세로토닌은 빛을 받으면 다량 생성되기 때문이다.

뭔가 고민이 있어 방 안에서 생각에 잠겨 있으면 기분도 가라앉는다. 하지만 밖에 나와 햇볕을 받으면 기분이 가벼워지고 밝은 기분을 되찾을 수 있다. 이 또한 뇌 속에서 세로토닌이 작용을 하고 있기 때문이다.

우울증 있는 사람은 세로토닌이 부족하다고 알려져 있지만, 치료법 중에 광요법(光療法)이라는 것이 있다. 인공적인 강한 빛을 일정 시간 받는 요법이지만 증상 개선에는 효과가 있다. 그만큼 빛은 인간의 뇌와 기분에 깊이 관련되어 있다.

빛을 쬐는 것으로 세로토닌을 증강시키면, 기분을 가볍게 하고 의욕을 증진시킬 수 있다.

단, 일광욕이 중요하다고 해도 굳이 뭔가를 할 필요는 없다.

고령자는 자외선에 의한 기미가 남기 쉽기 때문에 일부러 의자에 앉아 선탠을 할 필요 등은 없다.

하루 한 번은 방 밖으로 나가 햇볕을 받으면 그만이다. 가장 손쉬운 방법은 산책이다. 일없이 산책하는 것이 서투른(싫은) 사람은 마트에 가서 쇼핑하는 것도 한 방법이다. 어쨌든 하루 종일 방 안에 있는 것만은 피하고 낮에 밝은 빛을 받는 습관을 들이자. 이것만으로도 고령자가 의욕 감퇴를 막는 매우 효과적인 방법이다.

또한 햇볕을 받아 만들어진 세로토닌은 밤에 뇌 속에서 멜라토닌이라는 호르몬을 생성한다. 이 멜라토닌은 수면 호르몬이라고도 불리며, 수면과 깊은 관련이 있다.

흔히 고령자가 되면 잠이 얕아지거나 불면증을 호소하는 사람이 많이 있는데, 이는 멜라토닌이 감소하기 때문이다. 젊을 때는 얼마든지 잘 수 있지만, 나이가 들면 수면 시간이 줄어드는 경향이 있다. 아침 일찍 눈을 뜨게 되는 것도 나이가 들수록 멜라토닌이 줄어들기 때문이다.

그러나 노화에 따라 멜라토닌이 줄었다고 해도 낮에 햇볕을 쬐어 멜라토닌을 보충할 수 있다. 낮에 많은 세로토닌을 만들어 두면 밤에 멜라토닌이 생성되기 때문이다.

멜라토닌이 증가하면 숙면을 취하게 되고 불안감도 없어지며 우울증 예방도 된다. 발랄한 70대, 80대를 살기 위해서는 멜라토닌은 매우 중요한 뇌 호르몬인 것이다.

새삼스럽게 일광욕 시간을 만들 필요는 없지만, 어쨌든 낮 동안 집 밖에 나와 햇볕을 받는 습관만은 만들자. 그리고 70대가 되면 적어도 밖으로 나가는 습관을 줄여서는 안 된다. 코로나가 걱정되더라도 사람과의 거리를 두면서 가급적 외출 습관을 유지하도록 해야 한다.

뇌의 노화를 막는 것은
생활 속의 '변화'

　고령자의 의욕 저하는 전두엽의 노화에 의해 발생한다. 전두엽이란 대뇌의 전방 부분을 말하며 사고와 창조, 의욕, 이성 등에 관련하는 부위다. 본능적으로 화내거나 울거나 하는 감정이 아니라, 보다 고도화되고, 인간적인 호기심이나 감동, 공감이나 설렘 같은 미묘한 감정을 담당하고 있다.

　이 부분이 쇠약해지면 의욕이나 하고자 하는 기운이 떨어져 감정 조절이 안 되거나 예상외의 사건에 대처하는 것이 어려워진다.

흔히 '완고한(고집불통인) 노인'이라고 핀잔주는 경우가 있다. 지금까지 밝은 성격이었는데 나이가 들어 융통성이 없어져 뚱한 상태에 있는 듯한 노인을 가리킨다. 확실히 전두엽의 위축이 진행되고 있을지도 모른다.

전두엽의 위축은 40대부터 이미 시작되어 화상 진단을 하면 곧바로 확인할 수 있다. 내버려 두면 위축은 점점 진행된다. 50대, 60대 정도부터 심하게 생각에 잠겼다, 완고해졌다, 화를 잘 내는 경향이 조금씩 나타낸다. 회식 등의 여러 사람과의 교제에도 적극적이었지만 점점 귀찮게 느껴지는 현상도 나타낸다.

이러한 경향이 70대가 되면 한층 더 강해져 무슨 일에도 의욕이 나지 않게 되고 하고 있던 일도 하지 않게 되고 만나던 사람도 만나지 않게 된다. 집에 틀어박히기 십상이고 활발하지 않은 생활이 된다. 이렇게 되면 운동 기능도 뇌 기능도 순식간에 쇠퇴해 버린다.

그렇게 되지 않기 위해서라도 전두엽의 노화를 방지하고 의욕의 증진을 유지하는 것이 중요하다.

전두엽의 노화를 막기 위해서는 '변화가 있는 생활'을 하는 것이 가장 좋다. 전두엽이란 예상치 못한 일에 대처할 때 활성화하는 부위이기 때문이다. 반대로 말하면 매일 단조로운 생활을 반복하면 전두엽은 활성화되지 않고 쇠퇴를 한다.

나이가 들면 매일 반복해서 정해진 시간에 식사를 하고 정해진 시간에 정해진 코스를 산책하고 정해진 저녁을 먹고 정해진 라디오와 TV를 즐기고, 항상 같은 시간에 취침하는 생활을 반복하게 된다.

하지만 이런 생활은 점점 전두엽의 노화가 진행되고 게다가 변화를 받아들일 수 없게 되어 상투적인 생활의 연속이 된다.

70대가 되면 일단 자신의 생활이 단조롭지 않은지 체크해 볼 필요가 있다.

단 조 로 운 생 활 을 피 하 자

일이나 봉사, 취미 모임 등 밖에 나가야 할 것들이 생활 속에 담겨 있는 것이야말로, 단조로운 생활을 피하는 해결책이다. 이러한 외출이 있으면 누구든 사람을 만나면서도 모두 예정대로 상황 전개가 안 되기 때문에 필연적으로 전두엽을 사용하게 된다. 한편, 이런 볼일이 없는 사람도 있을 것이다. 그런 경우에는 일상생활 속에서 사소한 것이라도 무방하다. 항상 변화에 유의하도록 노력하자.

매일매일 같은 코스를 산책하는 것이 아니라, 일주일에 한 번은 가보지 않은 색다른 장소에서 산책하는 것도 좋다. 전철을 타거나 차로 조금 달려도 좋기 때문에 모르는 장소에 가서 산책하면 전두엽은 최대한 작용하기 시작할 것이다.

고령이 되면 단골 가게가 정해져 있고, 그 가게 이외에는 가지 않는 사람도 있지만, 가끔은 새로운 가게에 가는 것도 중요하다. 같은 가게에서 같은 것을 먹고 있는 동안은 전두엽은 자극받지 않는다.

독서가 취미인 사람이라면 항상 같은 경향의 책을 읽는 것을 그만두자.

같은 작가의 작품이나 같은 장르만 읽지 말고 가끔은 다른 작가나 다른 장르를 읽는 것도 뇌 활동이 좋아지는 효과를 가져 온다.

일 부 러　외 출 하 자

정치적인 주장이 비슷한 책만 읽는 경향의 사람도 있다. 하지만 좌편향 성향의 사람이라면 가끔 우편향 작가의 책도 읽어보자. 다른 시점, 다른 생각에 접하는 것은 전두엽을 활성화시킨다.

요리를 해 본다는 것도 전두엽 자극에 좋다.

평소 먹던 메뉴가 아니라 만들어 본 적이 없는 것을 일주일에 한 번은 만들어 보는 것만으로도 예상치 못한 경험을 할 수 있을 것이다.

남성의 경우 거의 요리를 해 본 적이 없는 사람도 있을 것이다. 그렇다면 더욱 간단한 것부터 요리를 시작해 보는 것도 매우 좋은 일이다. 새로운 것에 도전해 보는 경험은 전두엽의 노화 방지에 매우 유용하다.

그 외에도 일상의 생활에 어떻게 하면 '변화'를 가져올 것인가. 항상 생각하고 우선 실천에 옮겨봐야 한다. 손이 많이 가는 것 대대적인 준비가 필요한 것 등은 피하고 사소한 것부터 생활에 변화를 도입해보자.

간단한 것이라면 나이와 상관없이 몇 살이 되어도 새로운 체험을 생활 속에서 실현할 수 있을 것이다.

인풋에서 아웃풋으로
행동을 바꾼 효과

전두엽의 노화를 막기 위해서는 '아웃풋형' 공부 스타일로 바꿔 가는 것도 효과적이다.

고령자가 되면 자유로운 시간이 늘어난다. 하지만 이런 시간을 이용해 지금까지 배우고 싶었던 어학이나 역사 등의 독학을 시작하는 사람도 있다. 그러나 안타깝게도 혼자 독서에 힘쓰는 독학 스타일은 전두엽의 노화를 막는다는 측면에서 별로 도움되지 않는다.

책을 읽고 입력하는 행위보다 대화 등의 아웃풋 행위가 전두엽의 활성화를 촉진해 노화를 방지하게 된다.

뭔가 배우고 싶은 것이 있으면 독학하지 말고 학교나 동아리 등 몇 사람의 모임에 참가해 배우는 쪽이 전두엽을 사용하는데 효과적이다. 다른 참가자와 의견을 교환하는 것과 같은 아웃풋할 기회도 만나기 때문에 전두엽을 사용하게 된다.

대화는 일상적인 아웃풋의 가장 쉬운 방법이다. 수다스러울 필요는 없지만 누군가와 일상적으로 대화를 나눌 기회가 자주 있는 사람 가운데, 전두엽의 노화를 늦추고 나이를 먹어도 젊고 의욕적인 사람들이 많다.

지 인 과 토 론 이 젊 게 한 다

70대가 되면 특히 대화를 나누는 기회를 의식적으로 갖도록 하자. 단, 대화의 내용에도 전두엽의 활성화를 촉진하는 것과 그렇지 않은 것이 있다는 것을 명심해야 한다.

가끔 '○○이라는 책에 이렇게 쓰여 있었다', '○○라는 평론가가 이렇게 말했다'와 같은 지식을 그대로 전하는 사람이 있다. 그렇게 해서는 전두엽이 활성화되지 않는다.

얻은 지식을 지금까지의 경험이나 다른 지식을 사용해 가공해 '자신의 생각'으로 말할 때 전두엽은 활성화된다. 어디선가 얻은 지식이나 정보만을 이야기하는 것이 아니라, 항상 자신의 생각으로 가공하고 말할 재료를 마음속 어딘가에 기억해 두면, 말할 때 전두엽은 풀가동된다.

아무래도 '박식한 사람'이 영리하다고 생각하기 십상이다. 텔레비전 퀴즈프로그램 등에서는 고학력의 탤런트나 연예인이 약간의 지식을 어필하면 "대단해!", "머리가 좋아!"라고 칭찬을 듣곤 한다.

그러나 이것은 그들이 학습하거나 조사했기 때문에 아는 것뿐이다. 본래 머리가 좋다고 하는 것은 얻은 지식을 나름대로 가공해서 하나의 생각을 제시하고 그 의견이나 생각이 훌륭하다고 할 때, 그 사람에게 주는 평가이다.

그냥 아는 것만으로 머리가 좋은 게 아니다. 그러나 초등, 중등 교육처럼 고등 교육인 대학에서도 지식 편중의 교육이 일반화되어 있다.

무슨 말인가 하면, 본래 대학은 지금까지 몸에 익힌 기초 학력을 토대로 응용 학력을 몸에 익히는 장소이다. 서양의 일류 대학에서는 스스로 생각하는 습관이 요구된다. 하지만 우리의 대학에서는 아직도 지식의 전수에 중점을 두고 있다. 이는 스스로 사고하는 것을 경시하는 풍조를 조장하는 것이다.

그 결과, 우리 사회 전체가 지식 전달 쪽에 편중되어 있다고 필자는 생각한다. 고령자의 경우 이번 책을 읽는 기회에 부디 이런 생각은 버려야 한다.

아는 것만으로는 잘나지 않는 것이다. 최근 스마트폰으로 검색하면 어느 정도의 사실은 금방 알 수 있다. 그저 아는 것만으로 대접받는 시대는 지나갔다. 지식은 자랑하거나 드러내는 것이 아니라 가공하는 것이다.

고령이 되면 열심히 공부하는 것보다, 지금까지의 지식이나 경험을 토대로 자기 나름의 의견으로 가공해서 출력하는 것을 의식적으로 이행해야 한다.

SNS를 즐기자

사실 70대 사람들에게는 인생에서 얻은 지식과 경험이 있다. 반드시 그 사람 나름의 독특한 지식의 발신이 생길 것이다.

누군가와 이야기할 기회를 좀처럼 만들 수 없다고 하는 사람이라도 기회는 얼마든지 있다.

지금은 블로그나 페이스북 등의 SNS가 있기 때문에 거기에 자신의 의견을 올린다면, 직접적인 대화를 할 수 없어도 전두엽은 활성화된다. 그것을 계기로 당신의 글을 본 누군가와 연결되면, 새로운 의견 교환의 장소가 생기게 될 것이다.

70대가 되면 어떤 형태로든 아웃풋형 행동 스타일을 명심해야 한다. 그리고 무엇인가를 발신할 기회가 있다면, '유식한 사람'보다 '말을 재미있게 하는 사람'을 목표로 하는 것이 전두엽의 노화 방지에 효과적이다.

70대의
운동 습관을 들이는 법

70대 생활에서 또 한 가지 중요한 포인트는 운동 기능을 유지하는 것이다. 아직 70대라면 나름대로 몸을 자유롭게 움직일 수 있는 사람이 대다수이기에 이 타이밍을 놓치지 않도록 유의해야 한다. 여기서 의식적으로 몸을 움직였는지 여부는 80대가 되어도 운동 기능을 오래 유지할 수 있는지를 결정한다.

지금까지 수차례 언급했다. 70대가 되면 의욕의 쇠퇴를 피할 수 없다. 행동하는 것이 귀찮게 느껴져 몸을 움직이는 일도 자연스럽게 줄어들기 십상이다. 그렇기 때문에 의식적으로 운동하는 것이 중요하다.

다만 70대 사람들에게는 너무 격렬한 운동은 가급적 피하는 것이 좋다.

가끔 몸에 좋다고 생각해서인지 굉장히 무리를 하는 사람을 볼 수 있다.

하루 종일 헬스클럽에 있는 사람이나 하루 20km나 달리는 사람도 있다. 이런 유형의 사람은 컨디션 체크를 수시로 하면서 운동해야 한다.

느 슨 한 운 동 이 효 과 적

70대의 경우는 부하를 너무 많이 걸면 신체가 반대로 약해져 버린다. 이 때문에 충분히 주의가 필요하다. 또한 격렬한 운동은 신체를 산화시켜 노화를 빠르게 진행시킨다. 사실은 느슨한 운동을 하는 것이 효과적이다.

70대의 사람이 일상적으로 몸을 움직인다고 하면 '산책'이 최적이라 할 수 있다. 운동을 무리하지 않게 꾸준히 하는 것이 가장 중요하다.

산책의 경우라면 손쉽게 자신의 페이스로 계속해서 할 수 있는 것이다. 또 방 밖으로 나와 햇볕을 쬐는 것이 세로토닌의 생성을 돕는 데에 효과적이다.

세로토닌은 활동 의욕을 증진시키고, 정신적으로 사람을 젊게 만들어준다.

일상 속에서 운동 기능을 유지하는 것에는 이로운 것들이 많다. 예를 들어, 외출을 했을 때 지하철역이나 상업 시설 등에서 무심코 계단을 피하고 엘리베이터나 에스컬레이터를 찾거나 하고 있지 않는가.

그럴 때는 충분한 안전을 확보할 수 있다면 가끔은 노화 방지라고 생각하고 계단을 이용해보자.

이럴 때도 올라가는 계단보다는 내려가는 계단에서 제대로 걸어야 한다.

공공기관 등에서는 에스컬레이터가 하나밖에 없는 곳이 아직 많다. 상행 에스컬레이터 밖에 설치되어 있지 않은 곳이 그런 곳이다. 본래 고령자에게 있어서 오르막 계단은 시간이 걸려도 의외로 오를 수 있는 것이다.

반대로 내려가는 쪽의 근력이 약해지게 되면 무서워서 걸을 수 없게 된다.

나이를 먹어도 약해지는 근육과 약해지지 않는 근육이 있다. 계단을 오르내릴 때는 내려올 때의 근육 쪽이 먼저 약해진다. 그래서 언제까지나 자신의 발로 걷는 것을 목표로 한다면, 계단에서는 내려가는 것을 연습하는 것이 효과적이다.

발밑을 보고 있으면 잘 알 수 있는데, 계단을 성큼성큼 내려갈 수 있다는 것은 아직 다리가 젊다는 것이다.

넘어질 우려가 있다면 그만두는 편이 좋다. 하지만 무리가 없을 정도로 계단을 이용하여 다리 힘을 유지하자.

산책 이외에도 최근에는 물속에서 걷기를 하고 있는 사람도 자주 본다. 이것도 몸에 부하를 주지 않는 좋은 운동이다.

수 중 걷 기 가 매 우 유 익 한 운 동

수중에서의 운동은 전신 운동이다. 부력 때문에 관절에 부하가 걸리지 않아 고령자도 안심할 수 있다.

또한 골프나 테니스 등 젊었을 때부터 계속하고 있는 스포츠가 있다면 은퇴하지 않는 한 계속해야 한다. '이제 나이 먹었으니까'라고 간단하게 은퇴해 버리는 것은 아까운 일이다. 70대가 되고 나서 새로운 스포츠를 시작하는 것은 힘들다. 하지만 이전부터 하고 있는 운동이라면 고령이 되고서도 즐길 수 있고 신체에 부하도 적게 걸릴 것이다.

다만 일상적으로 하는 운동이라면 격렬한 운동보다 천천히 몸을 움직이는 것이 70대 고령자에는 효과적이다.

최근 운동하는 사람이 증가하고 있는 태극권 등도 딱이다. 필자도 권유를 받아 한 적이 있다. 간단하게 보여도 꽤 힘이 든다. 태극권은 분명 중국의 고령자에게 노화 방지 상당한 효과를 가져다주고 있는 것임에 틀림없다.

누워있지 않는 생활이
넘어질 위험을 줄인다

넘어져 다치는 것(낙상 사고)도 70대 나이에서는 단번에 늙어 버릴 위험 요인이라고 할 수 있다. 젊은 사람이라면 골절되고 3주 입원했다 하더라도 단시일 내 일상으로 복귀할 수 있다.

그러나 고령자가 3주 동안 입원하면, 운동 기능은 물론 뇌 기능도 단번에 쇠약해져 버린다.

병원이라는 낯선 환경에서 불편한 생활에 얽매이면, 치매 같은 증상이 나타나기 시작하거나 치매가 진행되기도 한다.

운동 기능을 회복하기 위한 재활 기간도 고령이 되면 길어지며 경우에 따라서는 후유증이 남는다. 입원 중 수술 등으로 체력이 떨어져 체력과 면역력을 저하시킨다. 단번에 늙어 버리는 사례를 자주 볼 수 있다.

최악의 경우는 입원 중에 다른 질병도 유발할 수 있다. 또 다른 와병 생활(누워있기만 하는 생활)로 악화되는 경우도 자주 볼 수 있다.

이와 같이 70대에 넘어지는 것은 그 후의 인생을 크게 좌우할 위험이 있다. 넘어지는 것을 미리 방지하는 건강한 생활이 80대를 건강하게 보내는 열쇠이다.

넘 어 지 지   말 자

간단한 대처법은 건강할 때 집 실내 동선에 맞춰 난간 등을 설치해 두는 것이다. 최근에는 공공기관에 요청하지 않아도 홈센터에서 쉽게 구입할 수 있다. 요양 인정을 받은 사람이라면 케어매니저와 상담하면 대여나 할인도 가능할 것이다. 손잡이를 달아 놓았다면, 절대 안전한 것은 아닐지라도 확실히 넘어질 위험을 줄일 수 있다.

또 하나, 넘어질 위험에 대한 대처로는 복용하고 있는 약을 되돌아보는 것이다.

고령자가 되면 밤잠을 제대로 잘 수 없기에 신경안정제를 처방받는 사람들이 많다. 사실 안정제에는 근육이완 작용이 있다. 약의 작용으로 근육이 다소 이완되었을 때, 젊은 사람이라면 무방하지만 고령자에게는 힘을 쓸 수 없어 넘어지는 사고를 자주 당할 수 있다.

심야에 화장실 갈 때 넘어지거나 계단에서 떨어진 고령자의 낙상 사고가 자주 일어난다. 이들 중에는 복용하고 있는 약물과 관련이 있다고 생각해야 한다.

취침 전 신경안정제를 복용하고 있는 사람은 심야에 화장실 갈 때나 아침에 기상할 때 휘청거릴 가능성을 염두에 두자. 아침 이동에 충분히 주의해야 한다.

본래 안정제는 깊은 잠을 자게 하는 효과는 거의 없다. 다만, 잠을 잘 들게 하는 것에 불과하다. 수면제라면 깊이 잠들지만 과음한다면, 호흡까지 멈춰 버릴 위험이 있다. 이 때문에 신경안정제가 사용되고 있는 것이다.

단, 안정제라면 점점 복용하는 약물의 양이 늘어날 수 있다.

그러면 한밤중에 잠에서 깨어나 휘청거려 넘어지는 사고가 자주 발생한다.

아무래도 한밤중 깨어나는 일이 자주 생긴다면 우울증 약을 복용하는 편이 효과적일 수 있다. 힘을 쓸 수 없는 등 자각 증상이 조금이라도 있다면, 의사와 상담하여 약물을 바꾸는 것도 상담해야 한다.

단, 고령자에 대한 안정제 사용법을 잘 모르는 의사도 있다. 이런 유형의 의사라면 즉시 병원을 바꿔야 한다.

약의 부작용에 대해 환자가 호소해도 "참아 주세요"라면서, 상대해 주지 않는 의사가 있다. 이는 기본적으로 고령자를 잘 알고 있지 못한 경우가 많다. 이런 경우 병원을 옮기는 것을 고려해야 한다.

안정제 외에도 혈압과 혈당을 낮추는 약물도 시간대에 따라 저혈압, 저혈당을 일으켜 다리가 휘청거릴 수 있다. 이런 약물에 대해서도 불안한 점이 있으면, 의사와 상담하여 건강할 때 넘어질 위험을 줄여야 한다.

장수하고 싶다면
다이어트를 하지 말아야

고령이 되어도 건강을 위해 미용을 위해 다이어트를 하는 사람이 있다. 이것 때문에 단번에 늙을 위험이 있다.

질병 때문에 식사 제한을 할 수밖에 없는 경우는 제외하고 적어도 70대가 되면 다이어트 등은 하면 안 된다.

현재 국가적으로 대사증후군을 검진하고 있다. 허리둘레를 측정하여 조금이라도 과체중으로 판정되면 생활습관을 개선하기 위한 지도가 실시되고 있다.

그러다 보니 좀 통통한 것만으로도 많은 사람들은 몸에 좋지 않다고 생각하게 된다. 이는 잘못된 생각이다.

일찍이 미야기현에서 5만 명을 대상으로 대규모 조사를 한 적이 있다. 그 결과 마른 체형의 사람이 약간 통통한 사람보다 6~8년 빨리 죽는 것으로 밝혀졌다.

가장 장수하는 사람은 조금 통통한 타입의 사람이라는 사실도 드러났다.

노년의학의 권위인 시바타 히로시(柴田博) 씨도 저서《장수의 거짓말》에서 2006년 발표한 미국에서의 조사 결과를 인용했다.

29년간 추적한 미국 국민건강영양조사에서 가장 장수한 사람은 뚱뚱하다고 여겨지는 사람의 BMI(비만도, 체중을 신장의 제곱으로 나눈 값)는 25~29.9였다. 비만도 18·5 미만의 마른 체형의 사람이 사망률에서 뚱뚱한 사람보다 2·5배나 높았다.

한국도 일본도 미국도 마른 사람보다 BMI가 25~30 정도의 약간 통통한 사람이 가장 장수하는 것으로 나타났다.

이 조사 결과는 우리들이 실감하고 있는 것과도 일치하고 있는 게 아닌가. 몸이 건강한 70대, 80대의 사람의 경우, 마른 체형보다는 통통한 타입이 많다고 생각한다.

동양에서는 BMI 25~30이 되면 비만으로 간주해 감량을 권장하곤 한다.

서양이라면 제일 높은 사망 원인이 허혈성 심장 질환이다. 따라서 동맥경화를 방지하는 의미에서 체중 지도에 열심인 것도 이해할만 하다.

그러나 동양의 경우 사망 원인 1위 질환은 암으로, 허혈성 심장 질환은 OECD 국가 중에서도 현저히 적다. 그런데도 미국의 의학 상식을 그대로 도입해 국가 시책에 적용하고 있다.

우리의 대사증후군 대책은 고령자 의료 현장을 전혀 모르는 학자나 관료들이 주도한 잘못된 시책에 지나지 않는다. 성실하게 대사증후군 대책 지도에 따라 살이 빠져 버리면 반대로 수명을 단축시키는 결과를 초래한다. 이는 통계 데이터가 그대로 드러내고 있다. 이상하게도 대사증후군의 제창자인 마쓰자와 유지(松澤佑次) 씨는 살을 빼려고 하지 않는 뚱뚱한 체형이지만 금년 80살이 되었음에도 불구하고 아주 건강하다.

필자도 오랜 세월 고령자를 진찰해 왔지만 역시 고령이 되어도 건강한 사람은 통통한 사람이다.

겉으로 봤을 때 젊어 보이지만 실제 나이보다 10~20년 젊어 보이는 사람이 있다. 대부분 통통한 사람이다. 반대로 실제 나이보다 더 늙어 보이는 사람은 마른 체형이다.

말랐기 때문에 피부의 탄력이나 윤기가 없고 주름이 눈에 띈다. 이런 사람들에게는 단백질이 부족한 경향이 있다. 매일 먹는 식사 습관을 물어보면 담백한 식사를 일상적으로 하고 있다.

식사 제한을 하고 체중을 감량했다는 고령자에게도 이 같은 식사 유형을 볼 수 있다. 고령이 되고 난 후의 단백질 부족은 노화를 앞당기게 된다. 또한 면역력 저하도 초래한다. 이 때문에 암을 비롯한 다양한 질병의 위험이 높아진다.

70대가 되면 영양 부족에 주의하고 과한 섭취에 대해 과민해질 필요는 없다.

위장이 좋지 못해 먹을 수 없다면 어쩔 수 없지만, 먹는 것을 좋아하고 그것이 가능한 건강 상태라면 너무 참을 필요도 없다.

체중 조절을 한다고 할 때, 대사증후군 검진 등에 따라 정상으로 판정되는 체중이 아니라 그보다 약간 통통한 편에 목표를 맞춰라. 날씬한 체형은 수명을 단축시킨다.

맛있는 것을 먹고 면역력을 높이자

고령자가 되면 다이어트는 아니더라도 콜레스테롤과 혈압, 요산 수치 등에 신경을 쓴 나머지, 먹고 싶은 것을 제대로 먹지 않고 참는 사람이 많다.

물론 중병을 앓고 있다면, 아무래도 제한하지 않으면 안 되는 경우에는 참아야 한다. 그러나 '콜레스테롤이 좀 높아서'라든가 '요산치가 걱정되기 때문'이라든가 하는 정도의 이유라면, 70대에서라도 좋아하는 음식을 참을 필요는 없다.

폭음, 폭식은 몸에 좋지 않지만 그렇지 않을 경우 좋아하는 것을 참지 말고 먹어도 된다.

고령자가 되면 식욕도 떨어지고 몸에 좋다고 곡류 위주로 식단을 꾸리는 사람도 많다. 그러나 실제로는 영양 부족한 사람이 대다수다. 좋아하는 음식을 참는 것보다 먹고 싶은 것을 먹고 영양을 취하는 것이 좋다.

또 70대에게는 100세까지 생존한다고 가정해도 앞으로 30년이다. 어떻게 살고 싶은지에 대해 생각해 볼 필요가 있는 것 아닌가. 혈압이나 콜레스테롤 수치 등을 언제까지나 신경을 쓰고 참으면서 장수하고 싶은 것인지, 우선 그것보다 몇 년 수명이 짧아져도 먹고 싶은 것 먹는 기쁨을 누리고 사는 생활 가운데, 어느 쪽이 행복한 삶인지 생각할 필요가 있다.

필자는 열심히 먹고 싶은 것을 참는다고 해도 장수할 수 있을지조차 의심스럽다고 생각한다.

원래 혈압과 콜레스테롤 수치를 낮추기 위한 식사 제한은 동맥경화를 방지하기 위해 권장되고 있다. 하지만 이는 미국인 통계와 연구 데이터에 근거한 것이다.

혈압과 콜레스테롤을 억제하는 것이 장수로 이어진다고 하는 동양인을 대상으로 한 대규모 조사 결과는 아직 없다. 인종의 차이나 허혈성 심장 질환이 많은 미국과 암이 많은 동양이라고 하는 질병 구조에 차이가 있다. 이런 가운데, 미국의 연구 결과를 그대로 동양인에게 들어맞는지 확실하지 않다.

정확히 말하자면 아무도 모른다. 그 확증이 없는 것들을 위해 열심히 참거나 고생하는 것이 의미가 있다고 필자는 생각하지 않는다.

동양에서 동맥경화로 사망하는 사람은 구미(미국과 유럽) 각지에 비해 현저히 적다.

동양인에게 가장 큰 사망 원인은 암이다.

암 예방에 있어서 가장 중요한 것은 면역 기능을 유지하는 것이다. 그러나 먹고 싶은 것을 참는 생활은 동맥경화는 막을지 모르지만, 면역 기능을 저하시켜 버린다.

그렇게 되면 암에 걸릴 위험이 높아진다. 결과직으로 동양에서는 수명을 단축시킬 수 있다. 먹고 싶은 것을 참는 생활의 경우 동맥경화는 막을진 모르지만, 면역 기능을 저하시켜 버린다. 그렇게 되면 암에 걸릴 위험이 높아진다. 맛있는 음식을 먹을 때 사람의 전두엽은 크게 활성화한다. 반대로 절제된 생활을 한다면, 전두엽의 활성화와 좋아하는 음식을 먹을 때의 '행복감'은 사라진다. 뇌의 노화를 앞당겨 버릴 것이다. 뇌의 노화는 건강한 만년을 보내는데, 가장 유의해야 한다.

또한 절제함으로써 단백질과 콜레스테롤이 부족해지면 세로토닌과 남성 호르몬이 감소한다. 이는 우울증에 걸릴 확률을 높여준다. 또한 면역력 저하도 초래해 암에 걸릴 위험이 더 높아지는 것이다.

70대가 되면 식사 제한에 과민해질 필요는 없다. 먹고 싶은 것을 먹는 것, 맛있다고 느끼는 것은 면역 기능을 높여 건강에 도움이 된다.

단, 술에 대해서는 주의가 필요하다. 고령자가 되면 아무래도 혼술의 기회가 더 많아진다.

마실 상대가 없거나 잠들 수 없기 때문에 또 기분이 상쾌하지 않다는 등의 이유로 혼자 마시는 경우가 많아진다.

그리고 혼술의 경우 주량이 증가하기 쉽고 알코올 중독이 될 위험도 높아진다. 가볍게 저녁 반주 정도라면 괜찮지만 그렇지 않으면 혼술은 가급적 피하는 것이 좋다. 매번 음주할 때 혼자 마시는 습관이 생기지 않도록 조심할 필요가 있다.

70대가 되면
인간관계를 되돌아본다

70대가 되면, 만남이 점점 귀찮아지기 마련이다. 이는 남성 호르몬의 감소 때문이며, 특히 남성에게 이런 경향이 현저하게 나타난다.

반대로 폐경 후 여성의 경우, 나이가 들면서 남성 호르몬이 증가하기 때문에 건강하고 사교적인 경향이 강해질 수 있다. 아내는 멀쩡하게 친구들과 나들이하곤 하는데, 남편은 퇴직하고 집에만 틀어박혀 있다. 아내에게 의존하는 '젖은 낙엽'이 되는 것은 이런 호르몬의 변화 때문이다.

다만 남성이든 여성이든 노화를 막는다는 의미에서 '사람과의 교제'는 중요하다. 교제를 하는 것은 전두엽을 사용하는 것이며, 그로 인해 뇌의 노화를 늦출 수 있기 때문이다.

또한 사람들과 교제하다 보면 남성 호르몬이 조금씩 증가한다는 측면도 있다. 이러는 가운데, 한층 더 사람과 교류하려는 의욕을 증진시키는 선순환을 만들 수 있다.

남성 호르몬과 근육의 관계도 비슷하다. 남성 호르몬이 증가하면 근육이 붙기 쉽고 근육이 붙으면 더욱 남성 호르몬이 증가하는 선순환과 같다.

70대가 되어도 가급적 교제는 끊지 말고 계속 이어가도록 하자. 단, 주의해야 할 것은 싫은 사람과 사귀는 것은 이제 그만두는 편이 좋다.

70대가 되면 일로부터 조금 거리를 취할 수 있게 되는 경우도 많기에 싫은 교제를 하지 않아도 될 것이다. 자신의 기분에 솔직해져서 교우 관계를 재검토하고 좋아하는 상대나 즐거운 동료하고만 사귀어도 된다.

젊었을 때처럼 의무감이나 타성으로 싫은 교제를 계속하면, 사람 사귀는 것 자체가 점점 귀찮아져 버릴 수 있다.

70세가 넘으면 좋아하는 사람, 마음이 맞는 사람과 사귀자. 스포츠 이야기를 좋아하는 사람은 그러한 화제로 인해 상호 분위기가 고조되는 상대이다. 정치 이야기를 좋아하는 사람은 그러한 이야기를 할 수 있는 상대이다. 뭐든지 하고 싶은 말을 주고받을 수 있는 상대가 이상적이겠다.

정치적인 입장이 다르거나 응원하는 야구팀이 달라도 하고 싶은 말을 주고받을 수 있는 상대와의 교류는 전두엽 활성화에 최적이다. 다만 고령이 되면 이미 전두엽의 위축이 진행되고 있다. 이 때문에 의견의 차이로 인해 자주 싸움이 일어나기도 한다. 예를 들어 젊었을 때라면 정치적으로 대립하는 의견을 상대가 말해도 잠자코 듣고 있었을 텐데, 나이가 들면 화가 나서 용서할 수 없게 되거나 하는 것이다.

만약 그런 험악한 관계가 된다면 의견 비슷한 사람들과 어울리는 것이 좋겠다. 그래도 혼자 있는 것보다는 전두엽을 활성화시킬 수 있다. 만날 때마다 불쾌한 마음이 든다면 교제 자체가 싫어진다. 마음이 맞는 상대를 찾기 위해서는 자신과 같은 취미의 인간을 찾는 것도 하나의 방법일 수 있다. 영화를 좋아하는 사람, 라면을 좋아하는 사람, 철도 여행을 좋아하는 사람 등 취미가 일치하면 마음 맞는 상대도 찾기 쉬운 것 아닐까.

다만 아무리 사람과의 교제가 노화 늦춤에 좋다고 해도, 만남 자체를 달가와하지 않는 사람도 있을 것이다. 젊었을 때부터 교제가 서툴렀고 이제 겨우 노후를 맞아 혼자 한가롭게 지내려고 하는데, 이제 와서 굳이 인간관계에 신경 쓰고 싶지 않다는 것을 이해할 수 있다.

그런 사람은 사람들과 어울리지 않는 대신 어떻게 다른 사람과 관계를 맺을 수 있을지 생각해 보기 바란다. 예를 들어, SNS 등을 통하여 자신의 의견이나 취미 등을 일주일에 한 번이라도 발신하는 것도 효과적이다. 그것을 계속하고 있으면 누군가가 읽어 주고 인터넷에서 인간관계가 연결되는 일도 있을 것이다.

70대가 되면 더이상 싫은 것은 가급적하지 않는 것이 중요하다. 지금까지 필자는 여러분에게 건강한 만년을 보내기 위한 힌트를 몇 가지 말해 보았다.

그러나 제가 추천하는 것이 너무 싫다면 물론 하지 않는 것도 나쁘지 않다. 운동하는 것이 좋다고 권해도 하고 싶지 않다면 하지 않아도 된다. 스트레스야말로 노화의 큰 적이니까.

다만 하지 않는다면 대신 '아직 이것이라면 할 수 있다'라는 또 다른 생각을 해보자.

군이 스포츠를 시작하는 것은 싫지만 산책이라면 조금 할 수 있다. 집안을 걷거나 정원에서 흙을 다듬는 것이라면 할 수 있다. 무리가 없을 정도로 대신할 수 있는 것을 발견하자. 그런 것만으로도 당신의 몸과 마음을 젊고 발랄하게 하는데, 큰 도움될 것이다.

중장년 때라면 '건강을 위해서'라던가 '일이니까' 하는 이유로 싫은 일도 열심히 했겠지만 70대가 되면 더는 무리할 수 없다. 무리해서 싫은데도 한다면 과도한 스트레스를 받아 당신의 면역력을 저하시키거나 몸과 마음에 손상을 주게 된다.

힘들면 힘들수록 큰 성과가 기다리고 있다는 생각에서 벗어나도록 하자.

70대는 '즐기고 있는가? 아닌가?'가 면역 기능에 크게 영향을 미친다.

정말 싫은 건 되도록 하지 말자. 이것이 70대의 생활 방식에서 중요하다.

제**3**장
모르면 수명이 단축되는
70대의 의료 기술을
다루는 법

지금 복용 중인 약을
점검해본다

70대가 되면 지병이 있는 사람도 증가하고 일상적으로 병원에 다니는 사람도 많아진다. 큰 병을 앓고 큰 결단을 내려야 하는 일도 생길 것이다. 70대 시절에는 의료와의 관계 자체가 80대 이후의 생활을 크게 좌우한다고 할 수 있다.

이번 장에서는 70대 사람이 80대 이후를 건강하게 보내기 위해, 어떻게 의료 분야와 관련되면 좋을지 기술하고자 한다.

일단 약물에 대해 설명할 것이다. 이 책을 읽는 사람 중에도 혈압과 혈당, 콜레스테롤 수치를 제어하기 위한 약을 복용하고 있는 사람이 있을 것이다.

70대가 되면 이 약물을 앞으로도 계속 복용할 것인지 재검토하는 것이 중요하다. 만약 일상생활 속에서 어떤 부작용을 느끼는 일이 있다면 더욱 그렇다.

애초 약으로 혈압을 낮추거나 혈당을 낮추는 것은 미래 심근경색이나 뇌경색, 뇌졸중의 위험을 줄이기 위해서이다. 물론 고혈압, 고혈당은 심혈관 장애의 위험이 될 수 있다.

그러나 약물로 이른바 '정상치'까지 혈압과 혈당치를 낮춰 버리면 몸도 나른해지고 머리가 멍한 상태가 돼버리는 경우가 자주 발생할 것이다.

앞으로 10년 후 심근경색에 걸릴 위험을 낮추기 위해서 지금부터 계속 약을 복용하면서 힘없는 생활을 계속하는 것이 과연 의미가 있을까. 검사 수치는 정상 범위로 되돌려졌다고 해도 몸이 나른하고 활동량이 떨어지면 점점 기운 없는 노인이 될 뿐이다. 우선 필자가 보기에 70대가 되면 쾌적함을 우선시하는 편이 좋다.

당장 복용 중인 모든 약을 끊을 수는 없다. 그렇지만 적어도 의사가 말하는 정상치에 구애받지 말고, 일상적인 활동량을 떨어뜨리지 않는 정도의 복용량을 조절하는 것이 좋다고 생각한다. 또한 혈압과 혈당치를 낮춰 심혈관 장애의 위험을 줄였다고 해도, 심근경색으로 죽는 사람은 적다. 제일 흔한 사망 요인은 암 질환이다.

미 국   심 장 약 의   맹 신 은   금 물

미국인은 심근경색으로 사망하는 사람이 암 사망자보다 1.7배나 많다고 앞에서 설명했다. 그런 미국인에 맞춰 혈압이나 혈당치를 낮춘다면, 과연 건강한 장수에 기여할 수 있을까. 그러한 양국의 질병 구조 차이가 있음에도 불구하고, 혈압과 혈당을 낮춰 심혈관 장애를 줄인다는 미국의 의료 원칙을 그대로 운용하고 있다.

놀랍게도 혈압약을 먹는 편이 장수한다는 등의 대규모 조사데이터도 없다. 유일하게 디오반이라고 하는 약에 대한 조사가이루어졌는데, 당시 데이터 조작 사건이 발각되어 믿을만한 통계 자료를 제공하지 못했다.

사실 이 정도로 근거가 애매한 가운데 혈압과 혈당치 조절 약물이 사용되고 있는 실정이다.

콜레스테롤 수치를 낮추는 약도 마찬가지다. 약으로 콜레스테롤 수치를 낮추면 확실히 동맥경화를 억제하고 심근경색의 위험을 다소 줄인다. 그러나 그와 동시에 남성 호르몬도 줄어든다. 그러면 ED 같은 사람이 나타나기 쉽다.

남성 호르몬이 억제되면 활력이 없는 풀 죽은 노인이 되는 것이다. 또한 콜레스테롤은 면역세포의 재료이기에 면역 기능의 저하도 초래하고 암에 걸릴 확률을 높여 버린다.

결국 심근경색으로 죽느냐 암으로 죽느냐의 차이이다. 약을 먹는 편이 오래 살 수 있는지, 약을 먹지 않는 편이 오래 살 수 있는지는 아무도 모르고 있는 게 현실이다.

만약 일상생활에서 이 약물들의 부작용을 느끼고 있다면 참을 필요가 없다는 점을 강조하고자 한다. 괴로움을 참아가며 약을 계속 복용해도 장수할 수 있다는 확증은 없다.

지금까지 복용 중인 약물을 재점검할 것을 상정해본다. 의사는 검사 수치를 정상치까지 낮추려고 할 것이다. 약간 높은 수치여도 건강하게 생활하는 쪽을 선택하고 싶다면, 그렇게 말하고 의사의 처방을 받아라.

1945~55년대의 영양 상태가 나쁠 시대라면 혈압이 160 정도라도 혈관이 망가지는 환자가 있었다. 그러나 영양 상태가 크게 좋아진 현시대에 동맥류가 없는 한 혈압의 수치가 200이라 해도 혈관이 손상되는 일은 거의 없다.

미래를 걱정하고 오래 살 수 있다는 확증이 없는 약을 꾸준히 복용하는 것보다, 지금 생활의 쾌적함을 추구하는 것이 더 중요하다고 필자는 생각한다.

가끔 혈압 등 약물을 많이 먹는 환자가 두통약을 먹고 싶은데 이렇게 다른 약을 먹으니 두통약은 먹지 않고 참겠다는 사람이 있다. 이런 사람들은 앞뒤가 맞지 않는다.

장수할 수 있다는 확증도 없는 약을 부지런히 먹는 것보다 두통이 있다면 참지 말고 약을 먹어야 한다. 그래서 위가 안 좋아지게 되면 위장약을 먹으면 되는 것이다. 약은 컨디션이 좋지 않을 때 편해지기 위해 먹는 것이라는 기본으로 돌아가야 한다.

혈압, 혈당치를
과하게 조절할 필요 없다

앞에서 설명한 대로 혈압과 혈당, 콜레스테롤 수치를 낮추는 약은 동맥경화를 방지하고 심혈관 장애의 위험을 낮추는 효과는 있다. 하지만 신체의 나른함과 활력 저하를 초래하고 면역 기능도 저하시켜 버린다. 전체적으로 보면 이러한 약물의 복용을 고집하는 것은 좋지 않다고 본다. 장기간의 약물 복용은 건강 장수에 위험하다고 생각한다.

필자의 경우를 여기서 소개하겠다. 몇 년 전 설날 심한 감기에 걸린 후부터 목이 너무 말라 한밤중에 화장실에 5번이나 가게 되었다. 그것이 1개월 지속됐기 때문에 근무 중인 병원에서 혈당치를 측정했더니 660이었다.

이 수치라면 보통 입원을 시키는 수준이다. 진찰을 받아준 아는 의사는 인슐린을 맞도록 권유했지만 필자가 절대 싫다고 저항했다. 다른 내복약으로 어떻게든 대처했다.

지금까지 필자는 승용차나 택시만을 타고 다니며 일절 걷지 않는 생활을 하고 있었다. 하지만 그 '혈당치 사건'을 계기로 가능한 한 걸어 다니는 생활로 바꿨다. 그 보람도 있다. 현재는 혈당 수치도 200 정도로 조절을 할 수 있게 되었다.

혈당치에 예민할 필요없어

200이면 목이 쓸데없이 마르거나 한밤중에 화장실에 갈 일도 없다. 생활에 지장이 없는 수준이다. 솔직히 말해 필자의 수치도 200 정도로 높다. 하지만 더이상 수치를 낮추면 머리가 멍해질 것 같아서 이 수치로 관리하고 있다.

필자는 혈압도 높고 강압제도 복용하고 있다. 약을 먹지 않으면 220 정도인데, 170 정도가 되도록 약으로 조절하고 있다.

혈압 220 정도로는 그다지 머리가 아프거나 하는 것도 아니고 자각 증상이 있는 것도 아니다. 문제는 없었지만 의사에게 진찰을 받았더니 심비대 경향이 있다고 들었다.

혈압이 높다는 것은 심장이 열심히 일하고 있다는 증거다. 이 때문에 심장에 근육이 붙어 커져 버린 상태를 말한다. 심비대가 진행되면 심부전의 위험이 높아진다고 의사가 말했다. 그래서 필자도 약으로 혈압을 낮추기로 했다.

약을 먹기 시작할 무렵에는 정상치까지 혈압을 낮췄다. 아무래도 나른하고 머리도 띵해서 일이 손에 잡히지 않았다. 그래서 결과적으로 지금 170 정도로 컨트롤을 하고 있는 셈이다.

그리고 몇 년 후 심장 검사를 다시 받았지만 심비대가 이전보다 개선되었다고 한다. 이 때문에 지금도 조금 높은 수치로 관리하면서 생활하고 있다.

혈 압 약 의   부 작 용 을   주 의 해 야

대부분의 의사들은 모두 검사 결과 나온 수치보다 낮게 정상 수치까지 낮추려고 한다. 그때 '나른하다', '머리가 띵하다' 등 평소와 다른 증상이 있다면 참지 말고 말해야 한다. 의사에게 증상을 이야기한 뒤 약물의 변경을 부탁해도 좋을 것 같다.

의학 지식이 없는 환자라면, 약간씩 약물의 부작용이 있어도 의사가 건강을 위해 처방한 것이니 믿고 참으려고 한다. 하지만 그런 인내는 필요가 없다.

참아봤자 그것으로 건강 장수할 수 있다는 등의 확증은 없다.

확증도 없으면서 가만히 버틴다면 쓸데없는 참기라고 할 수밖에 없다.

70대가 되면 이런 약물의 복용을 너무 고집하지 말고 생활의 질을 떨어뜨리지 않도록 유연하게 대응하는 편이 건강한 70대, 80대를 보낼 수 있다고 필자는 생각한다.

건강검진보다
심장과 뇌 정밀 검사를 받아야 한다

70대가 되면 건강진단에 대한 생각도 바꾸는 것이 좋다. 샐러리맨이라면 매년 건강진단을 받고 있는 사람도 많고, 퇴직하고 나서도 지자체의 검진을 받는 고령자도 많다.

그만큼 검진에 대한 '신앙'은 강한 편이다. 하지만 실제 건강검진은 장수를 위해서는 거의 도움이 되지 않는 것이 현실이다.

애초 건강검진에서 나타나는 '판정'의 대부분은 건강하다고 생각되는 사람의 평균치를 기준으로 한다. 95%의 사람을 정상으로 하고 거기에서 너무 높거나 너무 낮거나 해서 빗나간 5%

를 비정상적으로 하는 통계적 판정이다.

즉, 사람 각각의 체질이나 환경이 있기 때문에 이상 수치임에도 건강한 사람이 있을 수 있고, 정상 수치임에도 질병에 걸리는 사람이 있다.

물론 이상 수치로 판정된 사람이 병에 걸린다는 분명한 증거도 없다.

건강검진에서는 50~60개 정도의 항목을 검사하는데, 이 중 질병과의 인과관계가 분명한 것은 혈압과 혈당치, 적혈구 수 등의 5~6개 항목에 불과하다.

그것도 혈압과 혈당이 매우 높으면 건강 상태를 해칠 가능성이 확률론적으로 높다고 지적하는 것뿐이다. 그 이외 검사 항목의 경우, 상당한 이상 수치가 아닌 이상 그 사람의 수명과 관계가 있다는 증거는 없다.

그런데도 많은 사람들은 검진에서 이상 수치로 판정되면 의사의 지도를 받아 열심히 정상 수치로 되돌리기 위해 열심히 약을 복용한다.

이는 지금까지 말해 온 것처럼, 그 사람을 건강하게 하기는커녕 노화를 가속시키는 결과를 초래한다고 필자는 생각한다.

혈당치와 혈압을 낮추면 몸은 나른하고 머리도 맑지 않고 활동량은 훨씬 떨어진다.

콜레스테롤을 낮추려고 식사를 제한하거나 약을 복용하면 면역력이 저하된다고 설명했다. 남성 호르몬의 생성도 줄기 때문에 의욕 감퇴와 아울러, 우울증에 걸릴 위험이 높아진다.

이처럼 건강검진 결과를 맹신한 나머지, 수치 개선에 열심인 것은 건강해지기는커녕 그 사람을 자꾸자꾸 '건강하지 않는 노인'으로 만들기 쉽다. 의미 없는 검사 수치에 놀아날 정도라면, 필자는 건강검진 따위는 하지 않는 편이 낫다고 생각한다.

콜레스테롤에 과민하지 말자

애초 혈압과 혈당, 콜레스테롤 수치를 낮추려는 것은 심근경색이나 뇌경색에 향후 걸리지 않도록 하는 것이 주목적이다.

거듭 말하지만, 수치가 높으면 심근경색이나 뇌경색이 될 가능성이 높다는 것 일뿐 높은 사람이 모두 이러한 병에 걸리는 것은 아니다. 수치가 높아도 아무렇지 않은 사람도 있다. 즉 내버려 두어도 심근경색에 걸리지 않는 사람까지, 모두 약을 먹고 식사를 제한하고 수치를 낮추고 있는 것이다.

심근경색이나 뇌경색을 정말 예방하고 싶다면 심장 검진이나 뇌 검진을 추천한다.

필자가 보기엔 건강검진은 무의미하다고 생각한다. 대신 심장 검진, 뇌 검진은 매우 효과적이라고 생각한다.

심장 검진을 3년에 한 번이라도 받는다면 심장을 둘러싼 관상동맥의 어딘가에 동맥경화가 진행되어 좁아진 부분이 있다면 발견할 수 있다. 발견한다면, 미리 풍선(외과수술용 풍선)이나 스탠트 수술을 통해 혈관을 넓힐 수 있다.

사실 혈관 내 치료 기술에서 우리가 세계 일류 기술을 갖고 있다. 해외 주요 인사가 몰래 치료를 받으러 올 정도의 수준에 올라 있다.

뇌 검사에서도 MRI를 찍으면 뇌 동맥류를 발견할 수 있다. 조기에 발견하면 카테터(도관, 의료기구) 등을 사용하여 예방 수술을 받을 수 있다.

혈관 내 치료 기술이 발전하고 있으며, 심장 검진과 뇌 검진은 앞으로 더욱 효과적일 것이다.

건강검진에서 "확률적으로 심근경색에 걸릴 위험이 높으니까 수치를 내리기 위해 약을 복용하자"라고 권유하는 것보다 "심장 내 혈관이 좁아지고 있으므로 스텐트를 삽입하는 편이 좋겠다"고 말하는 편이 필자에게는 공감이 간다. 이를 납득하고 의사의 지시에 따르겠다.

하물며 혈관이 좁아지지 않았다면 식사를 제한하거나 약을 먹을 필요도 없다.

또한 검진 수치가 지금까지 계속 정상이었던 사람이 갑자기 심근경색이 되는 일도 가끔 있다. 이런 경우도 심장 검진을 받았다면 어떤 조치를 취할 수 있었을지 모른다.

검진을 받고 불필요한 절제를 하기보다는 70대가 되면 일단 심장 검진, 뇌 검진을 추천한다.

70대가 되면
주의해야 할 의사의 말

의사의 지시대로 잘 따른다면, 건강 장수할 수 있다는 생각은 이제 버리는 편이 좋다. 70대가 되면 의사의 발언에 대해 조심해야 할 포인트가 하나 있다.

의사는 장수 전문가가 아니다. 자신의 전공인 한 장기의 스페셜리스트에 지나지 않는다는 점이다.

원래 의사나 임상 교수들이 말하는 '몸에 좋다'는 말은 자신의 전문 장기에 좋다는 것을 의미한다. 순환기내과 의사가 콜레스테롤 수치를 낮추라고 말하는 것은 심근경색으로 죽는 사람이 줄기 때문이다. 그러나 실제로 콜레스테롤의 저하는 면역 기능을 저하시킨다. 이는 역으로 암으로 사망하는 사람이 증가한다는 의미와 같다.

전체적으로 보면 콜레스테롤이 높은 사람이 비교적 장수한다는 조사 결과가 다수 나와 있으며, 그 반대는 거의 없다.

호흡기내과 의사는 호흡기 건강을 위해, 소화기내과는 소화기 건강을 위해 환자를 진찰하고 있는 것에 불과하다. 의사가 몸에 좋고 나쁘다고 말하는 것은 자신이 전문으로 하는 장기에 있어서 좋은지 나쁜지를 말하는 것뿐이다.

즉, 장수를 위한 전문적인 의사는 없다. 인간의 몸 전체를 보고 어떻게 하는 것이 몸에 좋고 어떻게 하면 몸에 나쁜지 말해주는 의사는 거의 없다는 말이다.

40대, 50대에 심근경색이 되어 돌연사하고 싶지 않다면, 이러한 스페셜리스트 의사에게 진찰을 받는 것도 의미가 있을 것이다. 순환기내과 의사에게 진찰을 받는다면, 심각한 심장 질환을 예방할 가능성은 있다.

그러나 70대가 되면 신체의 모든 장기의 활동력이 떨어진다. 어떤 장기의 스페셜리스트의 말만 그대로 받아들이면, 진찰 받고 있는 장기는 좋아져도 다른 장기에 지장이 생긴다. 결국 몸 전체에 손상을 입는 일이 발생할 가능성이 있다.

꼭 필요하다고 단언할 수 없는 수술이나 치료를 할 필요는 없다. 의사가 시키는 대로 하고 결과적으로 QOL(생활의 질)을 떨어뜨리는 경우는 자주 생길 것이다. 최악의 경우 어쩌면 수명을 단축시킬 수도 있다.

그렇게 되지 않기 위해서라도 70대가 되면 의사의 말을 액면 그대로 믿어서는 안 된다. 특히 중병을 앓는 경우, 대학교수라는 직함을 가진 의사를 그다지 신용하지 않는 편이 좋을 것이다. 그들은 전형적인 스페셜리스트이며 고령자를 진찰하는 경험이 적은 의사가 많다.

앞으로 의사가 뭐라고 해도 그냥 고개만 끄덕이지 말고 스스로 생각하는 습관을 들이자.

과연 이 지시에 따라야 내가 오래 살 수 있는가. 내가 원하는 대로 만년을 건강하게 살 수 있는가를 스스로 생각하는 것이다. 그러기 위해서는 자신 나름의 정보 수집이나 다른 의사의 진단을 듣는 등의 노력을 아끼지 말아야 한다.

통계 데이터와
장수하는 사람의 지혜를 참고한다

건강하게 오래 생존하는데에 의사는 그다지 신뢰할 만한 존재는 아니다. 앞서 말한 바와 같이 개개의 장기에 전문적 입장에서만 볼 뿐 건강하게 장수할 수 있도록 조언하는 것은 아니기 때문이다.

그럼 장수를 하고 싶다고 할 때 무엇에 의지하면 좋은가. 필자가 제일 먼저 가장 큰 의지가 된다고 생각하는 것은 통계 데이터이다.

앞서 소개한 의학박사 시바타 히로시 씨는 도쿄노인종합연

구소에서 매우 유용한 통계와 훌륭한 연구 결과를 다수 남겼다. 예를 들어 콜레스테롤 수치와 사망률의 관계 등을 오랜 세월에 걸쳐 다수의 고령자를 추적 조사하며 BMI와 사망률의 관계에 대해 분석했다.

그 데이터들을 보면, 우리가 지금까지 생각하고 있던 상식, 즉 "콜레스테롤 수치가 낮은 것이 건강하다", "마른 사람이 오래 살 수 있다"는 식의 의학 상식과는 전혀 반대되는 것이다.

의 학 은 불 완 전 하 다

의학이란 불완전한 것이다. 그때그때 최신의 연구 결과가 상식이 되고 있는 것뿐이다. 수년 후에는 전혀 도움이 되지 않거나 완전히 반대 평가로 뒤바뀌는 일도 자주 일어난다.

정신질환 치료법으로 고안된 로보토미 등이 좋은 예이다. 이는 뇌에 외과 수술을 시술하여 통합 실조증 환자를 얌전히 만드는 시술이다. 처음에는 획기적인 치료법으로 연구자는 노벨상까지 수상했다. 하지만 나중에 중대한 후유증에 시달린 것으로 알려져 지금은 전혀 시술되지 않고 있다.

마아가린의 경우도 보자. 동물성 지방을 성분으로 하는 버터보다 식물성 지방을 성분으로 하기 때문에 몸에 좋다는 '귀한' 대접을 받던 시기가 있었다. 그러나 지금은 마아가린에 포함된 트랜스지방산의 과다 섭취는 몸에 좋지 않기 때문에 마아가린은 마트에서 사라졌다.

이처럼 의학 상식이나 건강 상식이라고 하는 것은 연구가 진보하면서 날마다 바뀌어 가는 것이다.

동맥경화의 예방을 위해 콜레스테롤이나 혈당을 억제하는 등의 식사 제한을 하는 사람들이 많다. 하지만 iPS 세포를 사용한 치료 기술이 진보하면 그렇게 참을 필요가 없어질지도 모른다. 손상된 혈관에 iPS 세포를 생착(生着)시키면 새로운 혈관으로 재생할 수 있기 때문이다.

만약 게놈 분석이 보다 진보하면, 혈압이 높아져 심근경색에 걸리는 사람과 혈압이 높아도 심근경색에 걸리지 않는 사람을 사전에 구분할 수 있다. 지금은 어느 쪽이 심근경색에 위험한지 아무도 모른다. 이 때문에 혈압이 높으면 어느 쪽이라도 수치를 낮춰 예방해야 한다. 하지만 내버려 두어도 괜찮은 사람을 미리 알 수 있다면, 그 사람은 참아가며 혈압을 내릴 필요가 없어진다. 지금까지 일률적으로 혈압을 낮춘다는 사고방식 자체가 시대에 뒤처진 것으로 바뀔 것이다.

결국 의학이란 불완전한 발전 도상의 학문이라고 할 수 있다. 그래서 필자는 현실을 반영한 통계 데이터야 말로 가장 거짓 없이 신뢰할 수 있다고 생각한다.

특히 시바타 씨의 데이터는 고령자의 실태를 오랜 세월 추적해 놓은 자료가 많아 필자도 크게 참고하고 있다.

시바타 씨의 연구에 훌륭한 점이 또 하나 있다. 100세까지 산 사람들을 '백수자'로 추적 조사를 하고 있다는 점이다. 100세까지 사는 장수인은 어떤 생활을 하고 있는지, 어떤 것을 섭취하는지 그 실태를 추적하고 있다.

의사의 평균 수명은 짧다

뭐니 뭐니 해도 실제로 장수하는 사람들에 대한 연구이기 때문에 매우 설득력이 있다.

이러한 관점은 독자 여러분에게도 크게 힌트가 될 것이다.

의사는 장수 전문가가 아니다. 100세가 지나도 현역으로 활동했던 히노하라 시게아키 씨 같은 의사에게 진찰을 받으면, 건강 장수하는데 유익한 조언을 받을 수 있다.

그러나 대부분 의사들도 특별히 오래 사는 것도 아니다. 의사의 평균 수명은 일반 사람들보다 짧다. 그런 의사에게 장수를 위한 지혜를 구하는 것보다, 당신 주변에서 실제 장수하는 사람들의 지혜를 빌리거나 삶의 방식을 참고하는 것이 훨씬 도움이 된다.

다행히 인생 100세 시대가 왔고 80세가 넘도록 건강하고 발랄한 사람들은 많아졌다. "나도 이런 식으로 나이를 먹고 싶다"고 생각할 만한 장수 노인을 금방 찾을 수 있지 않을까. 그러한 사람들의 생활이나 사고방식은 우리 자신의 만년을 행복하게 보내는 데 매우 유익하다고 생각한다.

70대 사람이
현명한 의사 선택하기

70대가 되면 의사가 말하는 것을 맹신하거나 과도한 기대를 품는 것은 그만두는 편이 낫다.

그러나 실상 고령자라면 어떤 이유로든 통원할 수밖에 없는 사람이 많을 것이다.

그때 어떤 의사를 선택하면 70대, 80대 이후에도 건강하게 살아가는 데 도움이 될까. 만년의 일상생활을 고려할 때 의사 선택도 매우 중요 포인트이다. 가장 손쉽게 의사를 구분하는 방법은 약물에 대해 이야기를 해 보는 것이다.

예를 들어 혈압약을 처방받아 복용 이후 상태가 좋지 않다면 "이 약을 먹으면 몸이 나른해요", "약을 바꾸면 머리가 멍해져요" 등 솔직하게 상담을 해보자.

상태가 썩 좋지 않다고 호소해도 "혈압은 정상입니다. 그럴 리가 없습니다", "약 끊고 죽고 싶지 않잖아요", "이건 좋은 약이야"라며 상대해 주지 않고 처방해 준 약을 다시 생각해주지 않는 의사라면, 지금부터 그 병원을 이용하지 말자.

고령이 되면 신체 기능도 개인차가 커지기 때문에 같은 약을 먹어도 아무렇지 않은 사람도 있고 나른함이나 휘청거림, 졸음 등의 증상이 발현되는 사람이 있다. 그런데도 "몸에 좋으니 마시라"고 교과서처럼 진료하는 의사라면, 70대 이상의 고령자를 대상으로 하는 의사로선 불안할 수밖에 없다.

원래 이런 부류의 의사들은 고령자를 진찰하는 경험이 적거나 고령자를 진료하는 기본을 모를 가능성이 있다. 가능한 한 피하는 것이 현명하다.

70대 고령자가 진찰을 받는다면, 가능한 한 고령자를 진찰해 본 경험이 있고 환자가 고통 없이 편안하게 생활할 수 있는 것을 제일 먼저 고려하는 의사가 이상적이다.

그런 의사라면, 환자가 70대, 80대가 되어도 건강하게 생활해 나가는데, 안심하고 맡길 수 있다고 필자는 생각한다.

반대로 환자의 삶의 질보다는 자신의 진단에 집착해서 치료법을 강요하거나, 특히 고령자의 신체를 이해하지 못하는 융통성이 없는 꽉 막힌 의사라면, 진찰과 처방 이후 삶의 질을 떨어뜨릴 수 있다. 최악의 경우 수명을 단축시킬 위험도 있다고 감히 말할 수 있다.

제대로 된 의사라면 약을 상담받을 때도 환자의 하소연을 잘 듣고 '아, 약이 맞지 않았군요. 죄송합니다', '이번에 이 약을 시험해 봅시다', '혈압은 좀 높게 조절해 둡시다' 등으로 대응해 줄 것이다. 이런 사람이라면 고령자에게도 단골 의사가 될 것이다.

또 한 가지 의사를 선택할 때 중요한 것은 70대의 인간관계에 공통적으로 적용할 수 있는 사실이지만, 싫은 의사와는 만나지 않는 것이다.

70대가 되면 몇 주에 1회 또는 1개월에 1회 정도 통원한다면, 의사와 얼굴을 마주치는 빈도가 많아진다. 그렇게 자주 만나는 주치의가 있다면, 궁합이 아주 중요한 요소이다.

만날 때마다 피곤하거나 싫은 기분이 드는 의사와는 만나지 않는 것이 좋다. 돈을 지불하는 것은 환자이기 때문에 일부러 싫은 사람에게 진찰받을 필요는 없다.

단, 항상 통원할 때마다 오랜 시간 기다려야 할 수도 있지만, 이는 참아도 좋을 것이다. 좋은 의사일수록 기다리게 마련이다. 환자가 쇄도해도 정성스럽게 진찰하기 때문에 혼잡한 것이다. 책이라도 가지고 가서 느긋하게 기다려야 할 수도 있다.

한편, 잘난 척하는 의사, 자신의 치료를 강요하는 의사, 환자의 이야기를 듣지 않는 의사 등도 아직 있다고 들었다. 그런 의사와 만날 필요는 없다. 환자 중에는 으스대는 의사의 말을 무조건 듣는 편이 안심이라고 말하는 사람이 있다. 하지만 대다수의 사람은 싱글벙글 환자가 있는 곳까지 내려와 이야기를 들어주는 의사가 안심되는 게 아닐까.

만나면 마음이 편안해지고 말하기 쉬운, 분위기가 있는 의사라면, 컨디션 나쁠 때 만나기 때문에 당신 건강에도 좋을 것이다. 마음에 들지 않는 의사와는 무리해서 계속 만날 필요는 없다.

다만 이 의사의 말이라면 믿을 수 있다. 이 선생님에게 진찰받으면 안심이라는 의사에게 이미 진찰받았다면 굳이 의사를 바꿀 필요는 없다.

70대가
'암'과 공존하는 법

70대가 되면 암에 고생하는 사람도 늘어난다. 암과 어떻게 같이 살아가야 하는지에 대한 것은 70대 연령 시절의 큰 과제일 것이다. 가장 중요한 것은 암 진단을 받았을 때 수술을 할 것인지 여부이다.

필자는 50대 이하라면 수술해도 좋다고 생각한다. 60대도 회색 존이지만 아직 괜찮을 수 있다. 다만 70대 이상의 경우, 수술을 하지 않는 편이 더 낫다고 생각한다.

70대 무렵에 암 제거 수술을 하면, 확실히 체력은 떨어지고 빨리 늙는다. 만약 소화기계 암이라면 수술이 잘 되어도 영양 장애가 수반된다. 따라서 이후 생활의 질은 떨어지고, 현역 시절처럼 건강했던 사람이라도 단번에 힘없는 노인이 된다.

몸 전체의 기능을 떨어뜨리기 때문에 다른 질병에 걸릴 위험도 높아질 것이다.

그런데도 수술을 단행하는 사람들이 많은 이유는 비록 수술로 몸이 약해져도 수술하지 않는 것보다는 오래 살 것으로 기대하기 때문이다.

힘이 없어져도 1년이라도 더 오래 살 것인가. 아니면 몇 년 빨리 죽는다 해도 건강한 상태를 살 것인지 어느 쪽을 선택할 것인가 하는 결정에 직면하게 된다.

이것은 삶의 방식의 문제이지 어느 쪽이 정답일 수는 없다. 여러분 각자가 결정한 것이 정답인 것 같다.

70대가 되면 실제로 암에 걸리지 않아도 한 번쯤 자신은 앞으로 만년을 어떻게 살 것인지 생각해 두는 게 좋다. 만일의 경우에 당황하지 않기 위해 필요할 것이다.

필자의 경우 반복해서 말하지만, 70대가 되면 수술은 하지 않는 편이 좋다고 제시했다.

70대에 암이 발견된다면 수술을 해도, 하지 않아도 큰 차이는 없다. 오히려 하지 않는 편이 건강하게 오래 살 가능성을 더 높인다고 생각한다.

이것은 곤도 마코토(近藤誠) 씨의 전언이다. 암은 두 가지 종류밖에 없는데 하나는 전이하는 암, 다른 하나는 전이하지 않는 암이라고 한다. 전이되지 않는 암이라면 내버려 두어도 죽음에 이르는 일은 없기 때문에 수술도 필요 없다는 입장이다. 그는 암이 커져서 장기를 눌러 통증의 원인이 되거나, 생활에 큰 장애가 되는 경우에 한정해서 최소한 제거한다고 제시했다.

나 이 가　들 면　몸 에　암 세 포 는　있 다

필자도 이 말이 옳다고 생각하며 지지한다. 필자는 고령자 전문 요쿠후카이(浴風会)병원에 근무할 당시 매년 돌아가신 분 중 100명 정도의 부검 결과를 지켜보았는데, 85세가 넘은 사람치고 몸속 어디에도 암 없는 사람이 없다는 사실이다.

나이가 들면 들수록 몸은 암세포라는 쓸모없는 세포를 만들어 버린다. 고령이 되면 모두 신체 어딘가에 암을 기르면서도 태연하게 살고 있다는 것이다. 그리고 자신은 암이 존재한다는 것도 모른 채 다른 이유로 사망하고 있는 것이다.

즉 전이되는 암이 아니라면 특히 고령자라면 내버려 두어도, 사망에 이르지 않는다고 필자는 생각한다.

반대로 수술을 해서 신체를 약하게 하는 것이 생활의 질을 떨어뜨리고 수명도 단축시킨다고 생각한다.

다만 암이 발견된 단계에서는 전이되지 않는 암인지 전이되는 암인지는 불확실한 경우가 많다. 전이되는 암이라면 곤란하다. 따라서 일단 수술하고 보자는 생각도 당연히 들 것이다. 그러나 전이되는 암이라도 수술을 하든, 하지 않든 간에 암으로 사망할 가능성이 높고 결국 같은 결과가 되지 않을까 생각한다.

암은 일반적으로 1cm 정도의 크기가 될 때까지 검사에서 발견되지 않는다. 물론 암 크기에 대해 자각 증상도 없는 이른바 조기 발견이다. 다만 암이 1cm 정도가 된다는 것은 첫 암세포가 생긴 이후 10년 정도 경과한 것이다.

발견된 암을 절제해도 전이되는 암이라면 그 10년 사이에 다른 곳으로 전이됐을 가능성이 매우 높다. 하나를 제거해도 시간이 지남에 따라 또 다른 암이 커져 퍼졌을 가능성이 높다.

그래서 조기 발견을 하고 수술을 한다고 해도 상당히 어려운 상황일 것이다.

전이되는 암이라면 결국 잘라도, 자르지 않아도 사망에 이른다면, 희망을 갖고 수술을 하지 않는 쪽을 선택하는 것이 좋다고 본다.

일반적으로 70대, 80대의 암은 중장년 암보다 진행이 느리다. 이 때문에 방치해도 결과적으로 생존할 가능성이 높다. 적어도 수술을 하지 않는 편이 만년의 삶의 질을 유지할 수 있다.

현재 암의 조기 발견, 조기 치료가 유효하다는 것이 상식적으로 통하고 있다. 따라서 건강검진 등을 많은 사람이 성실하게 받고 있다. 물론 중년의 사람들의 검진에서 암을 조기 발견하여 조기 치료하는 것은 의미가 있다고 필자도 생각한다.

암의 초기는 자각 증상이 없다

그러나 70대가 되면 앞에서 설명한 것처럼 조기 발견, 조기 치료에 거의 의미가 없다. 조기 발견한 경우에도 자각 증상이 있는 사람은 거의 없다.

그대로 암을 발견하지 못한다면, 4~5년 정도는 자각 증상이 없는 상태가 계속되어 건강함을 그대로 유지할 수 있다.

만일 70대에 건강검진에서 암 발견한 직후 수술로 단번에 몸이 약해진다면, 다른 병에 걸리거나 병석에 누운 상태로 수명을 단축해 버리는 등의 사례를 자주 본다.

확실히 '모르는 것이 약'이라는 말이 있듯이, 고령자에게 암의 존재를 모른 채 오히려 삶을 충실히 하는 게 낫다.

건강검진이란 정말 못 말리는 실수가 될 수도 있다. 70대의 사람도 성실하게 자치 단체의 검진을 받고 있는 사람들이 많지만, 이러한 사정을 이해하고 받아들일 필요가 있다.

필자도 앞서 언급한 대로 건강검진 같은 것은 무의미하다고 생각한다. 그것보다 3~5년에 1회 정도의 뇌 검사, 심장 검사를 추천하고 싶다.

70대는
'우울증'에 걸릴 위험이 높다

'행복 호르몬'이라 불리는 세로토닌은 신경전달 물질이다. 40대 무렵부터 분비량이 줄어들기 시작하여 70대가 되면 그 감소 추세는 더욱 현저해진다. 불안감이 더해지거나 의욕이 저하되거나 우울증에 걸릴 위험을 높이는 요인으로 작용한다.

만약 최근 밤에 잠들 수 없다. 식욕이 없어 먹을 수 없게 되었다. 기분이 풀리지 않고 무슨 일을 해도 의욕이 나지 않는다. 이런 증상이 있다면 망설이지 말고 정신과 의사에게 진찰받아야 한다.

감기 정도로 쉽게 병원에 가는데, 마음이 안 좋은 경우엔 자살할 때까지 병원에 가지 않는다는 점이다.

유럽 등은 보험이 충실하기 때문에 예약을 하고 나서 진찰받기까지 1주일 정도 걸리는 경우도 보통이다. 감기 정도로는 병원에 가지 않는 습관도 있을 것이다. 그러나 자살할 정도의 우울증을 가진 사람이라면 반드시 병원에 가는 게 선진국 사람들의 관행이다.

고 령 일 수 록   우 울 증   심 하 다

우리는 왠지 모르게 정신과에 가는 것에 대한 거부감이 강하다. 그것은 마음의 병에 대한 일종의 편견 때문일 수 있다.

그러나 실제로 마음의 병은 특별한 것도 그 무엇도 아니다. 독자 여러분이 생각하고 있는 것 이상으로 많은 사람들이 좋지 않은 상태를 안고 있다. 보통 전체 인구의 3%가 이런 상태로 알려져 있다. 65세 이상 고령자만 따지면, 전체 인구의 5%까지 우울증이라고 한다. 누구에게나 우울증에 걸릴 위험이 있다. 특히 고령이 되면 감기로 병원에 가는 것처럼 부담 없이 정신과 의사에게 진찰을 받는 것이 좋다고 생각한다.

　정신과 의사인 필자의 입장에서 언급한다면, 우리 사회는 우울증 등을 '마음의 병'을 병증이라고 파악하지 않는다는 점이다. 참으로 이상하다고 느끼고 있다. 예를 들어 중독 현상도 알고 보면 마음의 병이다. 알코올 중독, 도박 중독, 게임 중독 등 여러 가지가 있지만 모두 본래 마음의 병인 셈이다.

　그런데도 우리 사회에서는 단순히 의존증이다. 보통 사람으로서 의지가 약하다. 또는 인간성이 흐릿하다는 등으로 치부하기 쉽다. 한편으로 알코올 중독을 조장하는 일부 주류 메이커나 파칭코 가게, 게임 회사는 중독 조장 등으로 돈을 벌고 있음에도 비판받지 않는다.

사 전　예 방 하 면　자 살 을　막 을　수 도

　미국에서는 적어도 주류 광고 등은 엄격한 기준이 있으며, 음주 광고 장면은 방영하지 않는다. 반면 우리는 어린아이가 TV 볼 시간대에도 아무렇지 않게 주류 광고를 내보낸다.

　이러한 사례에서도 '마음의 상태는 병이 아니고 인간의 의지가 약하기 때문'이라는 사회의 인식을 조장하는 측면이 있다. 만약 잠들 수 없다든가 불안감으로 견딜 수 없다. 살아가는 것이 괴롭다 등 멘탈의 부진을 느꼈다면, 이는 당신의 마음이 약하기 때문이 아니다.

누구에게나 일어날 수 있는 마음의 상태이다. 증상이 악화되기 전에 병원에서 상담받는 것이 중요하다.

사전 예방을 하면 자살할 만큼 중증이 되는 경우도 상당 확률로 피할 수 있다.

실제로 니가타현 마츠노야마초에서는 우울증 가능성이 있는 고령자를 보건사가 보살펴서 병원에 데려가는 자살 예방 운동을 전개해 자살률을 70%나 줄이고 있다. 특히 고령자에게는 이러한 예방 운동이 효과적이라 생각된다.

노 부 모 정 신 과 진 료 를 막 으 면 안 된 다

잠을 잘 수 없거나, 식욕이 없어도 나이를 먹었으니 당연하다며 참아내는 경향이 고령자 연령대에서 뚜렷하다. 하지만 그러한 인내는 필요 없다. 예방 차원에서 정신과나 심료내과(내과에서 분리된 의료분과, 심리 작용으로 내과적 질환을 치료하는 일)에 가서 진찰받으면 될 것이다.

이 책을 70대 이상의 노부모를 가진 자녀인 독자가 읽고 있다면, 꼭 전하고 싶은 말이 있다. 만약 노부모가 '정신과 진찰을 받으려고 한다'고 하면, 말리지 말라는 것이다.

본인이 힘들어서 병원에 가려고 하는데, 가족들이 "갈 필요 없다. 과한 생각"이라고 참견하면 포기하는 경우가 의외로 많다. 부모에게 그만한 자각 증상이 있다면, 함께 병원에 따라가 주는 게 효과적이다. 가족들도 70대 연령대에는 우울증에 걸리기 쉽다는 점을 충분히 이해하기 바란다.

치매는 병이 아니라
노화 현상 중 하나다

과거 자민당의 아소 다로 씨는 이런 말을 했다. 일본과 중국의 쌀 가격 차이를 말할 때, "7만 8,000엔과 1만 6,000엔 중 어느쪽이 더 비싼가, 알츠하이머병인 사람도 안다"고 발언해 물의를 빚은 적이 있다. 필자도 알츠하이머병에 걸린 사람을 깔보는 듯한 발언에 매우 분노했던 것으로 기억한다.

아소 씨의 이 발언에는 알츠하이머병에 대한 잘못된 인식이 깔려 있다. 이런 잘못된 인식을 사회에 확산시키고 있다는 점에서 그는 큰 실수를 범한 것이다.

원래 알츠하이머성 치매 환자는 모두 이처럼 간단한 계산도 할 수 없는 것이 아니다. 알츠하이머성 치매 진단을 받았다면, 초기 단계에서 건망증 정도의 증상인데, 이는 일상생활에 그리 지장을 주지 않는다.

그런데도 아소 씨의 발언은 마치 알츠하이머병에 걸리면, 모든 것을 알 수 없게 되어 버리는 무서운 병이라는 오해를 불러오기 십상이다.

로널드 레이건 전 미국 대통령의 사례를 보자. 대통령 퇴임 후 5년 후에 알츠하이머병에 걸렸다고 고백했다. 하지만 당시 증상으로 미뤄볼 때 그는 이미 대통령 재임 중에 발병했으며, 건망증 등의 기억 장애가 시작되고 있었다고 생각된다. 그래도 초기라면 대통령 직무 수행도 가능한 게 알츠하이머병이다.

시간이 지남에 따라 질병이 진행되면 사람의 얼굴을 알아볼 수 없게 되거나 간단한 숫자의 크고 작음도 비교할 수 없을 정도로 심각해진다. 이 정도로 증상의 폭이 넓은 것이 알츠하이머성 치매의 실상이다.

치매로 진단받았다 하더라도 즉시 기억을 잃어 모든 것을 알 수 없는 것은 아니다. 침울해할 필요도 없다. 필자 같은 의사들도 개호보험을 적용받을 수 있도록 환자들을 고려한다. 다시 말해 환자를 생각해서 약간의 건망증이 시작된 단계에서도 치매로 진단하는 경우가 있다. 과도하게 걱정할 필요는 없다.

통계상으로 85세 이상은 40%, 90세 이상 고령자의 경우 60%가 치매에 해당된다.

지금까지 많은 고령자의 부검 결과를 봐 온 필자 경험으로 미뤄볼 때, 85세 이상 뇌에 알츠하이머성 치매로 변하지 않는 사람은 없었다.

즉 이 정도 연령대에 이르면 증상이 나타나지 않더라도, 병리학적 측면에서 뇌는 모두 알츠하이머성 변성을 판단하고 있다.

치 매 는 질 병 이 아 니 다

이제부터라도 치매는 질병이 아니라 노화 현상 중 하나로 인식해야 한다. 나이가 들면 머리카락이 빠지고 주름이 늘어나듯이, 마찬가지로 누구나 노화로 인해 치매에 걸리는 것이다. 다만 증상이 발현되는 속도가 빠른지 느린지의 차이일 뿐이다.

불행히 가족 얼굴도 몰라보고 말도 못알아 듣는 정도로 진행되었다고 해도, 의외로 이런 중증 환자들의 표정은 대부분 웃는 얼굴로 밝은 편이다. 치매는 악화하지만 그 사람을 '다행적(행복한 느낌)'으로 만들어 간다.

노인전문 정신과 의사로서 오랜 세월 고령자를 보살펴 본 필자에게는 적어도 우울증으로 죽는 것보다는 치매로 죽는 것이 훨씬 행복할 것 같다.

주변의 모든 것을 너무 보고 인식하는 것보다도, 여러 가지를 잊거나 알 수 없는 편이 본인에게도 행복한 것이 아닌가 생각해 본다.

치매는 오래 살면 누구나 걸려들게 되는 노화 현상이다. 필자가 지금까지 진찰한 경험으로는 발병해도 평소 머리를 쓴 사람은 병증의 진행 속도가 느려지는 것 같다.

즉 치매라고 진단받아도 갑자기 타인의 도움을 받을 만큼 생활을 바꿀 필요는 없다. 지금까지와 같은 생활을 이어가면서, 신체 기능을 계속 사용하는 것이 치매 진행을 지연시킨다고 필자는 생각한다.

의학은
발전도상(發展途上)에 있는 학문이다

필자는 이번 장에서 70대가 되면 "오래 살 수 있는 확증도 없는 약물을 꾸준히 복용할 필요는 없으며 의사의 권유대로 반드시 암 수술을 할 필요는 없다. 건강진단도 무의미하기 때문에 받지 않아도 된다"고 말해 왔다.

또 독자 여러분들 중에는 좀 엉뚱한 생각이라고 생각하시는 분도 있을 것이다. 물론 대부분의 의사들은 그런 말을 하지 않는 것이 보통이다.

그러나 지금까지 설명해 온 것처럼 혈압이나 혈당치, 콜레스테롤 수치를 억제하는 것이 장수로 이어지는 알고 있는 우리들을 대상으로 한 대규모 통계나 데이터도 없다.

암 수술에 대해서도 하는 것이 좋은지 하지 않는 게 좋은지 명확한 판단할 재료도 없다.

곤도 마코토 선생은 조기 발견, 조기 치료가 의미 없는 것이라고 주장하면서, 암을 잘라내지 않고도 생존하는 사람들 150명의 증언을 모은《암 방치 요법의 추천》이란 책을 집필했다.

의 학 은 오 늘 도 발 전 하 고 있 다

이 책에 대해 맹렬히 반발하는 의사들도 있다. 이들은 곤도 선생의 요법대로 방치하다 사망한 환자들의 사례를 모아 맹렬히 비판하는 어리석은 짓을 하고 있다.

원칙적으로 과학적 입장에서 비판을 하고자 한다면, 방치 요법군과 자신들이 진행하는 기존 치료군의 5년 후, 10년 후의 생존율을 비교 조사해서 자신들 치료의 우위성을 입증해야 한다.

그런데도 '곤도 선생의 말을 듣고 죽은 사람이 있다'고 비판할 뿐이니 설득력은 전혀 없는 것이다.

검진에 대해서도 수치의 대부분이 질병과의 뚜렷한 인과관계가 있다고 말할 수 없는 것들이 많다.

이처럼 현재 유포되고 있는 의학 상식도 명확한 데이터가 부족한 것이 상당수이다. 과연 이런 것을 하라는 대로 하면서 믿어도 되는 것인가.

의사에 대해서도 말하자면, 경험 부족의 의사들이 적지 않다. 특히 대학병원에서는 자기 전공만의 지식이나 한 장기만 아는 의사 또는 연구실에 틀어박혀 고령자를 진찰해 본 경험 없는 의사가 다수이다.

사실 그런 사람들이 의료계에서 큰 영향력을 가지고 있고, 현재 의료체계를 만들고 있다고 말할 수 있다.

그러한 의사를 맹신하는 것은 어리석다고 필자는 생각하고 있다. 하지만 아직도 대학병원 교수라는 직함을 맹신하는 환자가 많은 것도 사실이다. 그런 환자를 부정할 생각도 없다. 자신이 믿고 싶은 의사, 믿고 싶은 의료를 선택하면 된다.

그들의 말을 좇아 따라 하면 장수한다는 근거도 없다.

필자가 제시한 장수를 위한 방법론에서도 확증이 없다는 것은 물론 같다.

어느 쪽도 확증적 근거가 없다면, 연구실에서 동물실험을 하고 있는 의학부 교수보다 필자의 견해는 다소 임상 역학에 가깝다는 점이다.

지금까지 필자는 요쿠후카이병원에 30여 년 근무하면서, 대략 6,000명 정도의 고령자를 진찰해 왔다. 그 경험을 바탕으로 이 책을 통해 70대를 위한 건강법을 제시하고 있는 것이다.

특히 의학은 발전도상의 학문임을 잊어서는 안 된다. 현재 알고 있는 정도의 의학을 신용하는 것도 건강을 위한 하나의 방법이다. 하지만 어차피 확증적 근거가 없는 의학이라면 '괴로운 것보다 편안한 것을 우선한다'는 것도 하나의 방안이다. 참고 오래 살 수 있다는 확증이 없다면, 현재 생활의 쾌적함을 우선시하는 인식을 좀더 강하게 가져도 좋지 않을까 하는 생각이다.

어느 쪽을 신뢰할지는 물론 독자 여러분의 선택이며, 자유이다. 하지만 의학이란 발전도상의 학문이라는 인식을 갖는 것은 향후 여러분이 의료와 연관되는 생활에서 중요한 부분이라고 필자는 생각한다.

제**4**장

퇴직, 간병, 사별, 우울증…
'70대의 위기'를 극복하다

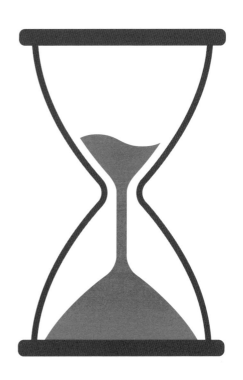

정년 후의 상실감을 어떻게 극복할 것인가

60대 후반에서 70대에 걸친 연령대는 인생에서도 여러 가지 어려움에 직면하는 시기라고 볼 수 있다.

부모나 배우자의 간호 또는 친한 사람과의 사별, 익숙한 직장을 떠나는 등 초장수화가 진행되는 가운데, 70대는 새로운 인생의 고비가 되는 나이대라고 말할 수 있다.

젊었을 때라면 이 같은 인생 중대사도 극복해 나가는 것이 비교적 쉽다. 하지만 신체 기능이 쇠약해지는 70대에 있어서는 극복하는데 상당한 부담이 되기도 한다.

어떻게 '70대의 위기'를 극복하고 살아갈 수 있는가. 이 장에서는 정신과 의사의 입장에서 서술하면 좋겠다고 생각한다.

우선 정년퇴직에 대해 생각해 본다.

지금까지 근무해 온 회사에서 정년을 맞이하는 것은 인생의 큰 고비일 수 있다. 특히 남성에게 있어서 '인생=일'과 같은 삶의 방식을 갖고 있던 사람이 대부분일 것이다. 하지만 이제부터 새로운 인생을 어떻게 만들어 갈지 당황하는 사람도 당연히 있을 것이다.

근무하고 있던 기간이 길면 길수록 어떤 종류의 상실감을 느끼고 우울해져 버리는 사람도 있다.

만약 직장을 떠남으로써 동료를 잃었다는 상실감이라면, 동기들끼리 모이는 등의 기회를 정기적으로 만들어보자. 옛 동료들과 술을 마시거나 골프를 치면 기분도 좋아질 것이다. 이제는 퇴직한 상태이기 때문에 마음이 맞는 동료들하고만 교우를 즐기면 된다.

문제는 회사를 그만둠으로써 내 인생이나 내 자신을 잃어버린 것처럼 느끼는 경우다. 그러한 사람은 '회사에 다닐 때의 자신이 진짜 자신이었다'라고 생각하는 경우가 자주 있다. 그러나 이제 이런 생각은 착각에 지나지 않다.

현역으로 근무하고 있을 때는 부장이었다, 전무였다는 이전의 직함에 언제까지나 집착하고 있는 사람은 이런 착각에 빠지기 십상이다. 직함이 없어지면 본래의 자신이 아닌 것 같은 외로움에 휩싸인다. 하지만 직함과 속성은 겉으로 드러난 것이지 당신이라는 인간 본질과는 관계가 없다.

예를 들어, 부장 때는 친하게 지내던 사람이 있다. 그러나 내가 회사를 그만두자마자 대응이 안 좋아졌다면, 그 사람은 당신의 직함을 보고 사귀고 있었을 뿐이다. 그런 인간관계가 과연 기쁠까?

지금도 당신의 능력은 출중하다

역시 '나'라는 사람을 인정해 주고 교제하는 사람이야말로 친구라고 부를 수 있다.

우리가 소중히 여기는 것은 그 사람의 본질이지 직함 등이 아니다. 회사를 그만두고 보통 사람이 되었다고 낙담할 일은 아니다. 오히려 직함에서 자유로워지면 주변에서도 당신을 본질적인 차원에서 평가할 것이다.

당신도 있는 그대로 자신을 알아주는 진정한 인간관계를 만들 기회가 늘어날 것으로 생각할 수 있다.

현업에 있을 때 자신은 능력을 발휘하고 있었고 빛나게 살았다고 생각하는 사람도 있을 것이다. 그에 비해 지금의 자신은 별일도 없이 빈둥빈둥한다면 실망할지도 모른다. 그러나 회사를 그만둔 지금도 과거 일을 열심히 해 온 경험이나 거기서 얻은 능력, 지혜 등은 당신 속에 배어있는 것이다.

본질 부분은 회사를 그만둔다고 해서 아무것도 달라지지 않는다. 실망하지 말고 지금도 당신이 가지고 있는 능력과 경험을 다른 일과 사회를 위해 유용하게 쓸 수 있다고 생각해야 할 것이다.

퇴직을 계기로 떨어져 활동 수준이 급격히 떨어지는 것은 노화를 가속시킬 위험이 크다. 그렇기 때문에 우울해 하지 말고 새로운 일이나 자원봉사, 취미 활동 등을 시작하는 것이 좋다.

취미는 현역에 있을 때
미리 갖는다

현업에서 떠난 사람에게 취미가 있는지 없는지는 매우 중요
하다.

특히 남성에게는 은퇴 후 늙을 것인지 아닌지 여부는 취미 유
무와 상당한 관련이 있다.

이상적인 것은 현업에 종사할 때부터 은퇴 후에도 계속할 수
있는 취미를 미리 찾아두는 것이다.

필자의 경우에는 와인과 영화 찍는 일이다. 나이가 들어서도
계속할 수 있는 취미다. 영화를 찍는 것은 굳이 돈을 들이지 않

은 작품이라도 좋다. 취미로 그만한 게 있을까. 나이가 들어서도 계속 찍으려 생각하고 있다.

저는 30대 후반에 병원 상근직을 그만두고 프리랜서 입장에서 의사나 작가, 수험지도에서부터 영화감독 등 다양한 활동을 해왔다. 따라서 나름대로 취미를 제대로 찾아온 측면도 있을 것이다.

필자의 경우, 만일 계속 현업에 묶여 있었다면, 이 같은 취미를 찾지 못했을 것이다. 회사에 다니고 있는 사람이라면 아무래도 업무에 쫓기기 쉽다. 이 때문에 의식적으로 취미를 만들려고 하지 않으면 정년까지 무취미로 지나게 되는 경우가 대부분일 것이다.

퇴직할 때까지 무취미로 시간을 보내 버린다. 그리고 은퇴를 눈앞에 두고, 일을 그만두고 나서 무엇을 할까 하고 당황하는 사람도 많이 볼 수 있다. 막상 무엇을 할까 찾으려고 해도, 이미 전두엽이 노화하고 있으며 쉽게 찾을 수 없다.

그렇게 되지 않기 위해서라도 50대와 60대의 현업 근무 중에 취미를 만들어 두는 것이 중요하다.

나이가 들어갈수록, 전두엽도 위축되고 남성 호르몬도 감소되어 새로운 것을 시작하는 것이 귀찮아진다. 조금이라도 젊었을 때 취미를 찾아두는 것이 중요하다. 은퇴하고 난 이후 취미를 찾으려는 사람도 물론 늦은 것은 아니다.

젊었을 때 좋아서 하던 일을 다시 시작하는 것도 하나의 방법이 될 수 있다. 과거에는 몰랐던 매력과 재미를 깨닫거나 젊었을 때 기분을 되찾는 등 즐거운 취미가 될 수도 있다.

이전부터 하고 싶다고 생각하고 있었지만, 업무 때문에 시작할 수 없었다면, 다시 몰두하는 것도 은퇴했기 때문에 할 수 있는 사치이다.

중요한 것은 이것저것 생각하지 말고, 우선 시작해 보는 것이다. 시도해 보고 재미없으면 그만두면 된다. 가장 무의미한 것은 하기 전부터 이것저것 생각하고, 결국 아무것도 하지 않는 것이다.

시간은 자유로워지니 새롭게 도전하는 재미 쪽으로 눈을 돌려보자. 부정적인 이유만 대고 움직이지 않는 것이 몸의 노화를 진행시키고 있는 것이다.

정년을 기회 삼아 집에 틀어박히기 쉽다. 그러지 말고 새로운 활동을 모색해보자. 지금의 70대 연령대는 아직 활동할 정도로 체력도 건강하다.

간병을
낙으로 여기지 말자

70대가 되면 가족에 대한 간병에 직면하는 사람이 점점 많아진다. 70대가 배우자를 간병하는 사례는 흔하지만, 70대 자녀가 90대 부모를 간병하는 사례도 늘고 있다.

개호(간병)를 시작할 때 꼭 조심해야 할 것이 하나 있다. 개호를 '삶의 보람'으로 여기지 않는다는 점이다.

70대가 되어 퇴직하면 다른 일이나 특별한 취미도 없는 사람의 경우, 개호를 은퇴 이후 삶의 보람으로 여기는 사람이 있다.

시간이야 어쨌든 자유롭기 때문에 열심히 간호에 임할 수 있다.

그러면 자신은 상대에게 도움이 되고 있다는 만족감은 얻을 수 있다. 간병을 받는 사람으로부터 신뢰도 얻을 수 있기에 한층 개호에 빠져 들어가는 것이다.

그러나 이 같은 개호에 관여하는 방식은 자신의 만년을 망쳐 버릴 가능성이 높다. 간병받는 사람 입장에서도 자신을 돌보는 가족이 불행해지는 것을 바라지는 않을 것이다.

그렇다면 왜 개호에 빠져들면 그 사람의 만년이 망가져 버리는가.

우선 개호란, '시간 때우기'에는 최적이라는 측면이 있다. 눈 깜짝할 사이에 꼬박 하루를 개호에 투입한다. 그렇게 되면 자신을 위한 시간은 전혀 잡을 수 없게 된다.

개호에 투입하는 시간은 3년 지속될 지, 5년 지속될 지, 아니면 10년 지속될 지, 끝을 모르는 경우가 대부분이다. 자신의 시간을 온전히 병수발에 쏟다 보면, 지금까지의 친구들과 거리가 멀어지고, 취미도 만들 수 없으며, 오락 시간도 전혀 만들 수 없게 된다. 그런 생활이 계속되면 당연히 정신적 압박이 될 것이며, 멘탈을 해칠 수도 있다.

정신적으로 힘들어지면 재택 간호를 하고 있어도 환자에게

폭언하는 등의 학대 행위를 저지르는 경우도 생긴다.

재택 병수발을 받는 가족의 30~40%가 폭언 등의 학대 경험이 있다는 데이터도 있다.

70대는 체력적으로도 젊었을 적보다 떨어지기 때문, 개호에 빠져들면 빠져들수록 신체를 망가뜨릴 위험 또한 높아진다.

개호를 삶의 보람으로 삼는다는 것은 우선, 간병인(병수발자)의 심신을 망가뜨릴 위험성이 있다.

그리고 개호를 삶의 보람으로 해서는 안 되는 가장 큰 이유는 병수발을 받는 가족이 사망한 이후, 간병인이 단번에 쇠약해져 버린다는 점이다.

7 0 대 는 가 족 끼 리 간 병 을 삼 가 해 야

60대 후반이나 70대까지 개호에 온몸을 투입하다가, 간병하던 가족을 떠나보낸 뒤에 정작 자신은 아무것도 할 일이 없어져 버린다.

70대 때부터 일을 하거나, 자원봉사 등의 사회참여 또는 취미 활동을 하는 사람은 80대에도 계속하는 경우가 많다.

그러나 지금까지 간병을 주업으로 하는 것 이외에 아무것도 하지 않던 사람이 70~80대에 간병이 끝나 시간이 생겨 무언가를 시작하려고 해도, 그것은 꽤 어려운 일이다.

결국 가족을 떠나보낸 이후, 아무것도 하지 않고 매일 지내게 되면, 개호 폐인처럼 되어 늙어 버리는 사례를 자주 본다.

그렇게 되지 않기 위해서라도 70세 전후의 사람이 가족의 간호에 직면하면, 간병보험제도를 활용할 필요가 있다. 도우미의 손길을 빌려야 한다. 그러면 얼마나 편할 것인가 하는 관점에서 가족 개호에 접근해야 한다. 경우에 따라서는 요양원 등 시설에 입소시키는 것도 고려해 보는 게 좋다. 그런 결정을 해도 죄의식을 느낄 필요는 없다. 병수발을 하는 사람, 받는 사람 모두 서로를 위하는 길이기 때문이다.

개호하는 사람도 활기찬 70대를 보낼 수 있고, 시간이 자유로워진 만큼 자주 부모나 가족 등 환자를 만나러 가면 된다.

장기간 가족끼리 개호에 종사한다면 육체적 피로 때문에 가족 환자를 학대하는 행위도 일어나기 쉽다. 하지만 제3자의 도움을 받아 정신적, 체력적 부담을 아껴두면, 학대 행위 등을 막을 수 있다.

특히 치매 환자를 상대로 하는 개호라면, 의사소통 방법을 도모하거나 개발하지 않고, 무심코 감정적으로 변하게 되는 경우도 일어나기 십상이다. 타인에 의한 개호라면 감정적으로 상하거나 으르렁거릴 일도 없을 것이다.

그러나 우리는 아직 가부장 내지 봉건적인 관행이 남아 있어, 가족 간호는 가족이 함께 하는 것을 미덕으로 여기곤 한다. 이러한 풍조 아래에서는 병(病)시중하는 가족 단위 간병인들을 막다른 골목으로 몰아넣는 현상이 있다. 조속히 이런 사고방식에서 벗어나지 않는다면, 향후 초고령 사회는 극복할 수 없는 지경에 이를 수 있다.

개호를 삶의 보람으로 여기지 않는 것은 70대 사람이 향후 80~90대에 이르러서도 건강하게 살아가는데 매우 중요한 포인트라고 생각한다.

재택 개호보다는
재택 미토리라는 선택지

'재택 개호(介護)'와 '재택 미토리(看取り)'라는 말에 대해 혼동하는 사람들이 꽤 많다. ('재택 미토리'의 한국식 표현은 호스피스)

재택 미토리란, 일반적으로 사망할 시점을 예측할 수 있는 중증 암 같은 질병에 걸린 환자가 원하는 대로 하도록 배려하는 차원에서 익숙한 자신의 집에서 임종을 맞도록 하는 행위이다.

재택 개호는 사망 시점을 알 수 없으며, 몸이 불편하기 때문에 집에서 간병하는 행위로, 일반적인 병수발에 지칭하는 용어이다.

재택 미토리는 기껏해야 수개월에서 1년 정도 기간 동안 환자가 좋아하는 음식이나 좋아하는 일을 제공하면서 남은 시간을 보낼 수 있도록 도와주는 행위다.

재택 미토리의 경우 기간이 어느 정도 정해져 있고, 환자도 암 등으로 고생하더라도, 스스로 사망 직전까지는 스스로 용변을 보는 등 신변잡사를 거들 수 있다. 상호 소통도 정상적으로 할 수 있기 때문에 간호하는 부담이 비교적 적고, 가족도 최후까지 임종 순간을 지킬 수 있다.

그러나 재택 개호의 경우는 다르다. 우선 언제까지 계속할지 알 수 없다는 점이 간병인을 압박한다는 점이다. 헌신적으로 배려한다 해도 환자의 치매가 진행될수록, 고맙다는 말은커녕 욕설을 듣기 십상이다.

더하여 계속 누워있으면, 배설이나 목욕, 식사 등 간병 자체에 부담이 가중된다. 다방면에 이르러 신체적 부담도 상당히 커진다.

이 때문에 재택 개호로 가족이 병수발을 떠맡으면, 그 가족은 폐인이 될 수도 있다.

재택 개호를 선택한다면, 반드시 공적 서비스 등 제3자의 도움을 최대한 얻는 것을 권장한다.

필자는 이러한 이유로 재택 개호에는 그다지 찬성을 하지 않는다. 좋은 시설(요양원 등)이 있다면 이용하면서, 자주 만나러 갈 수 있도록 배려하는 쪽이 서로에게 좋다고 생각한다.

한편, 필자는 재택 미토리에 대해 동의하는 쪽이다. 그렇다고 병원에서 최후를 맞이하는 것 자체가 안 된다고 하는 것은 아니다.

흔히 사망에 임박한 환자에게 병실 침대에서 여러 가지 관이 삽입되어 있는 바람에 '스파게티 상태'가 되어 있는 것을 불쌍하다고 하지만, 정작 본인은 이미 의식이 없기 때문에 아프지도 가렵지도 않다.

다만 의식이 있는 경우 임종을 병원에서 맞을지 아니면 집에서 맞을지를 결정해야 한다면, 필자는 집을 선택할 것이다.

병원에 입원해 있다면, 괴로운 시술이나 수술 등을 시행하는 경우가 있다. 물론 수술동의서는 작성하지만, 그 이외 모든 행위는 의사 마음대로 결정하는 치료가 많다.

의사는 환자가 편한지 괴로운지가 아니라 검사 데이터를 정상적으로 가지고 가는 것을 선택하기 쉽다. 이 때문에 최후까지도 고통스럽게 갈 가능성도 없지 않다.

만일 고통을 겪더라도 조금이라도 생명을 연명하고 싶다면 병원에 머물러도 된다.

그러나 머지않아 죽음에 이른다는 것을 알고 있고 의식도 어느 정도 유지한다면, 집에서 최후를 맞는 선택지도 좋다고 생각한다.

과거 완화의료(緩和醫療, 말기 암 환자의 고통 완화치료)가 보급되어 있지 않았지만, 최근에는 호스피스도 늘고 있다. 호스피스케어에 들어가면, 마지막 시간을 자신이 원하는 대로 보낼 수 있도록 지원받을 수 있다. 다만 하룻밤 1만 엔(약 10만 원)은 당연히 들기 때문에 상당한 비용이 들 것이다.

다만 역시 편리하기로 치자면 집이 훨씬 유리하다. 병원에서는 해당 시설의 규칙에 맞출 수밖에 없지만, 자택이라면 아무런 제약 없이 자신의 시간을 보낼 수 있다. 먹고 싶은 것을 먹는 것도 물론 재택이 편리하다. 음식물을 섭취하다 목에 걸려 사망에 이를 위험도 있지만, 그래도 마지막은 원하는 대로 지내고 싶은 마음을 필자는 이해할 수 있다.

아직 의식이 있기에 머지않아 사망할 것을 인식하고 있다면, 재택 미토리는 훌륭한 선택 사항일 수 있다. 단지 이를 위해서는 환경 정돈을 빠뜨릴 수 없다. 가족의 협력을 얻은 후, 호스피스케어 매니저와 상담하여 사전 정돈을 해야 한다.

배우자나 부모와의 사별을 극복하려면…

70대 이후가 되면 가족과의 사별을 감내해야 하는 경우가 많다. 과거에는 40대 정도에서 부모를 떠나보내곤 했다. 하지만 지금은 70대가 되고 나서야 부모가 사망하는 경우가 많아지고 있다. 70대에 이르러 배우자와 사별해야 하는 사람도 점점 많아질 것이다.

이렇게 친한 사람과의 사별에서 좀처럼 회복하지 못하고 우울증에 걸리는 사람도 가끔 보곤 한다.

70대는 세로토닌이나 남성 호르몬의 분비가 감소하는 연령대이기에 우울증에 걸리기 쉽다.

그럼 어떻게 하면 70대가 사별(死別)의 후유증을 제대로 극복해낼 수 있을까?

우선 부모와의 사별에 대해 살펴보자. 자식이 고령인 경우도 많아, 젊은 나이에 부모를 잃을 때만큼의 충격은 받지 않는다고 생각하기 쉽다. 하지만 현실은 그렇지 않다. 60대, 70대 사람들이 90대 부모와 사별하고 우울증에 걸리는 경우를 심심찮게 듣는다.

필자가 지금까지 본 사례 중에서 깨달은 사실을 소개해본다. 부모의 죽음이 너무 힘들다는 사람을 보면, 부모-자식 관계에 대한 죄책감을 갖고 있다는 것이다. 그동안 사이가 안 좋았다거나 불효했다. 또는 잘 모시지 못했다는 죄책감에 휩싸이면서, 부모의 사망이라는 상실감을 견딜 수 없게 되는 경우이다.

불효라는 자괴감에 빠지지 않아야

재택 간병을 열심히 해온 사람도 부모에게 아무것도 해준 것이 없다는 죄책감에 사로잡히는 경우가 많다고 생각한다.

신기한 점은 부모에 대해 간병을 시작하면 열심히 돌본다. 하지만 부모가 건강할 당시엔 거의 연락조차 하지 않는다는 사실이다. 특히 아들의 경우 결혼하고 나서 자주 모친에게 연락하고 있다면, 부인에게 '마마보이'라는 핀잔을 듣기 때문에 자주 연락 못하는 경우도 상당하다.

딸이라도 결혼하고 나면, 친정 쪽만 신경 쓰고 있을 수도 없는 노릇이다.

그러나 사실 부모가 건강할 때 더 효도해야 한다고 생각한다. 맛있는 것을 먹으러 데려가거나 함께 여행을 하거나 어떤 일이든 좋으니, 일상적으로 모시는 소중한 경험을 쌓아올려야 한다. 그런 경험을 갖고 있으면, 부모와 이별을 맞이한다고 해도 그런 경험으로 인해 죄책감이나 상실감에서 벗어날 수 있다고 필자는 생각한다.

배우자와 사별한 경우에도 풀이 죽어 단번에 늙어가는 사람이 있다.

남편이 먼저 사망한 경우, 남겨진 아내가 그 이상으로 생기 넘치는 경우도 있지만, 반대로 아내든 남편이든 배우자의 사망에 일어설 수 없을 정도로 큰 충격을 받는 사람도 있다.

이는 매우 충실한 부부 관계를 쌓아 올리고 있었다는 증거이
기도 하다. 그만큼 고된 삶을 살았다는 것이고, 이를 더 자랑스
럽게 여겨도 되지 않을까.

부모와의 이별도 그렇지만 부부의 사별을 극복하려면 그 괴
로운 마음을 솔직하게 털어놓을 수 있는 친구가 좋다. 그런 친
구가 과연 얼마나 곁에 있는가 하는 것도 중요한 요소이다. 혼
자만 틀어박혀 있을 게 아니다. 때로는 마음을 줄 수 있는 친구
에게 그 슬픔을 털어놓는다면, 마음이 구원되고 재기하는 힘이
된다. 지금까지 다른 장에서도 언급했듯이 70대가 되어도 고립
되지 않고 인간관계를 계속 유지하는 것이 역시 중요하다.

부부 단둘이는 외롭다

70대가 되면 점점 교제가 귀찮아져서 부부만 단둘이 행동하
는 경우도 많아진다. 식사하러 가거나 여행을 가거나 취미 활동
이나 약간의 외출까지 언제든 부부가 함께 하는 일도 자주 생긴
다. 하지만 그 관계는 영원히 가지 않는다. 반드시 어느 한쪽이
먼저 사망하고 어느 한쪽이 남겨지게 될 것이다.

남겨진 쪽은 지금까지 오랫동안 부부 둘이서만 행동했기 때문에 다른 인간관계가 거의 끊어졌을 것이다. 그러면 외톨이가 되어 버리기 십상이다. 사별의 슬픔 속에서 다시 일어설 수 없는 경우도 다반사로 일어난다.

그러니 70대가 되면 모든 행동이 '부부 2인 유닛'이 되지 않도록 조심해야 한다.

부부만의 닫힌 인간관계가 아닌 친구 등 타인과의 접점도 유지해 나가도록 하자.

부부 중 어느 쪽이 먼저 사망할지는 모른다. 하지만 타인과의 접점을 유지하는 것이 중요하다. 그래야 남겨진 파트너가 그 후의 인생을 건강하게 살아가는 버팀목이 될 것이다.

고령자의
우울증 신호를 놓치지 않는다

70대 이후의 사람이 단번에 늙는 요인으로 제3장에서는 암(癌) 수술을 들었다. 덧붙여 그것만큼이나 사람을 늙게 하는 전형적인 것이 우울증이다. 우울증에 걸리면 식욕이 떨어지고 살이 빠지며 외출할 의욕도 없어져 활동량도 급격히 떨어진다. 온종일 집에 틀어박혀 운동 기능도 뇌 기능도 순식간에 비실비실해져 버린다.

뇌내 물질인 세로토닌과 남성 호르몬이 감소하고 있는 고령자의 경우, 우울증에 걸릴 위험이 높아지고 있다. 의외라고 생각할지 모르지만 70대 전반 정도까지는 치매 환자보다 우울증에 걸린 사람이 더 많다.

좀더 고령이 되면 그 수는 역전할 것이다.

의외로 많은 고령자가 자신도 모르는 우울증에 걸려 있지만, 좀처럼 의사에게 진찰을 받지 않고 상태가 악화되도록 간과하는 사람이 많다.

이는 노인 우울증에서 특유의 두 가지 사정이 있기 때문이다.

그 첫 번째는 나이 탓으로 치부해 버린다는 사실이다. 요즘 의욕이 나지 않는다. 식욕이 없어졌다. 밤에 여러 번 깨어난다. 새벽에 깨어난다는 증상을 호소한다고 해도 주변에서는 나이 탓으로 돌린다.

정신과 의사인 필자가 보기에 이는 전형적인 우울증 증상이다. 하지만 정작 본인도 가족도 경우에 따라서 주치의도 나이 탓으로 돌리며 어쩔 수 없다면서, 전문의에게 진찰받자고 제의하지 않는 경우가 종종 있다.

그러다가 옷도 별로 갈아입지 않게 되는 등 건망증 증상도 나타나면서 치매로 진단되기 쉽다.

이러한 증상들은 우울증으로도 발병한다. 실제로 그런 환자에게 우울증 치료에 맞는 가벼운 약물을 복용하면, 식욕도 돌아와 밤에 깊은 잠을 잘 수 있고 건망증도 줄어들어 옷도 잘 차려 입게 된다.

또 하나 있다. 고령자의 우울증은 우울증 특유의 우울한 기분이 별로 눈에 띄지 않는다는 점이다. '빨리 죽고 싶다', '빨리 데리고 갔으면 좋겠다'라고 말하는 사람이 있다. 그럼에도 그렇게 우울한 기분이 확연히 드러나지 않는다. 그것보다 신체의 증상, 즉 허리가 아프다, 몸이 나른하다, 식욕이 없다, 변비가 있다 등으로 발현되는 경우가 많다. 이 때문에 우울증에 걸리면 주위에서 눈치를 채기 어려운 측면이 있다.

이처럼 고령자의 우울증은 좀처럼 우울증으로 인식되기 어려운 특징이 있다. 그래서 가족 등 주변 사람들이 우울증 사인을 놓치지 않고 적절히 대처하는 것이 중요하다.

가족이나 주치의 등 주변 사람들이 판별하는데 있어서 가장 헷갈리는 경우는 치매와 우울증 중 어느 쪽인가 하는 판단이다.

70대 부모가 건망증이 심해져서 옷도 갈아입지 않고 외출도 하지 않는다고 치자. 이는 치매 증상이기도 하고 우울증 증상이기도 하다.

이때 가장 좋은 분별법은 그 증상이 언제부터 시작되었는지 되짚어보는 것이다.

치매의 경우 증상이 천천히 진행된다. 뇌경색도 아니고 어느 날 갑자기 건망증이 시작되는 일도 없이 조금씩 나타난다.

그렇기 때문에 의사들이 언제부터 증상이 나타나는지 물어도, 가족들은 명확하게 답변하지 못하는 경우가 많다. "몇 년 전부터 조금씩입니다"라고 대답하곤 한다.

한편 우울증의 경우 "작년 3월 정도부터"라거나, 1개월 정도를 경계로 건망증이 갑자기 심해졌다거나, 옷을 전혀 갈아입지 않는다거나, 식욕이 없어졌다는 등으로 나타난다.

예를 들어 설날에 친정에 간 경우를 들어본다. 그렇게 건강했던 부모의 집안이 갑자기 어질러져 있고 건망증도 심해졌다면, 치매라기보다는 우울증일 가능성이 높다.

우울증일 가능성이 있다면 내버려 두지 말고 전문의에게 진찰받도록 해야 한다.

조속히 진찰을 받으면 중증으로 악화되지 않고 일상생활에 활력을 되찾을 수 있을 것이다.

우울증 걸리기 쉬운 사람의 '사고방식', 걸리지 않는 사람의 '사고방식'

노인들을 진료하다 보면 우울증은 아니더라도, '세로토닌 부족 증후군'으로 진단할 수 있는 사람이 적지 않게 나온다.

세로토닌이 부족하면 통증 자극에 민감하게 되거나 불안감이 높아진다. 따라서 항상 불안감이 강해서 저기가 아프다. 여기 상태가 나쁘다는 등 끊임없이 불편함을 호소한다.

이런 사람들이 우울증 약물을 먹고 뇌속 세로토닌 분비를 늘리면, 지금까지 안 좋은 상태에서 벗어나는 경우가 있다. 세로토닌 분비가 충분하면 통증에도 둔감해진다. 최근 정형외과 의사들도 요통 환자에게 우울증 약물을 처방하기도 한다.

젊은 사람에게는 우울증 약물이 좀처럼 효과를 보이지 않는다는 점이 최근 문제가 되고 있다. 하지만 고령자에게는 상당한 확률로 효과가 나타난다. 이는 고령자의 뇌에서 세로토닌이 감소하기 때문이라고 할 수 있다.

물론 약물에만 의존해서는 안 된다. 전문의 상담을 통해 증상을 개선하는 것이 대전제이다. 다만 고령자의 경우 약간 약물을 사용하는 것만으로 개선되기 때문에 부작용에 신경 쓰지 않고 유연하게 대응할 필요가 있다.

우울증에는 세로토닌 분비가 특효

우울증을 예방하려고 한다면, 세로토닌 분비를 늘려가는 생활을 하는 것이 효과적이다. 제2장에서도 설명했지만, 곡류보다는 육류를 자주 섭취하며 햇볕을 자주 쬐는 습관을 들이고 적당한 운동을 하도록 노력하는 일이다.

평소 사고방식도 개선할 필요가 있다. 지금까지 완벽주의 경향이 강했던 사람은 이제 그런 생각은 하지 말자. 이렇게 해야 한다고 생각했던 일이 나이를 먹으면 못하게 된다. 완벽주의 성향의 사람은 자신에게도 엄격하기 때문에 할 수 없는 자신에게 깜짝 놀라 우울해지게 된다.

하지만 70대는 예전처럼 젊지 않다. 못해도 당연하다고 생각해야 하며, 적당히 해도 된다.

나이를 먹을수록 대부분의 사람들은 완고해지며, 이런 성향은 자기 자신을 괴롭히게 된다. 나와 다른 가치관을 갖는 사고방식을 접해도 어느 쪽이 올바른지 흑백을 분명히 하려고 하지 않아야 한다. 그런 사고방식도 있구나 하면서 다른 관점도 받아들여야 한다.

세상에 답은 무수히 많다. 하나가 아니다. 사물에 흑백을 가릴 수 없다는 폭넓은 시야를 갖고 자신을 몰아세우지 않는 자세는 우울증의 위험으로부터 벗어나게 해준다.

남성 호르몬은
남녀 모두에게 젊음의 원천이다

남성 호르몬의 감소는 70대가 되면서 두드러지게 나타난다. 남성 호르몬이 감소하면 성기능이 떨어진다는 것은 잘 알려져 있지만, 그 외에도 여러 가지 측면도 고려해야 한다.

우선 사람들과 어울리기가 귀찮아진다. 남성 호르몬이 적어지면 여성에 대해서 뿐만 아니라 남성을 포함한 모든 사람에 대해 관심이 적어진다.

그 결과 사람 사귀는 것에 전반적으로 의욕을 잃게 된다.

여성에게 있어서도 이런 현상을 볼 수 있다. 여성은 폐경 후에 남성 호르몬이 증가한다는 사실은 잘 알려져 있지만, 그에 따라 활동적이고 사교적으로 되어가는 사람들도 볼 수 있다.

이전에는 그다지 사교적이지 않았던 여성이 60대가 되어 자유로운 시간이 생긴다. 그에 따라 친구끼리 어울려 외출하거나 새로운 배움을 시작하거나 하는 등 매일매일 생생하게 생활하는 경우가 있다. 한편 퇴직한 남성은 집에서 빈둥거리고 있는 빈도가 잦아진다. 이러한 남성과 여성의 행동 변화는 남성 호르몬 증감이 영향을 미치고 있기 때문이다.

최근 연구에서는 남성 호르몬이 많으면 "사람들에게 상냥해진다"고 하는 것도 알려지게 되었다. 남성 호르몬이라고 하면 공격성을 상상하지만 다른 사람에게 상냥해지는 경향도 있다는 점이다.

흔히 약자 편을 드는 정치인이 불륜에 빠져든 사실이 들통났을 경우 "하는 말과 하는 짓이 다르지 않느냐"며 여론의 매를 호되게 두들겨 맞곤 한다. 이는 남성 호르몬의 관점에서 볼 때 아주 합당한 경우이다.

타인에 대해 다정한 태도를 보이는 것은 남성 호르몬이 많기 때문이며, 그래서 더욱 연애에도 적극적이라는 사실이다.

이외에도 의외로 알려져 있지 않는 연구 결과 중 하나는 남성 호르몬의 감소는 기억력과 판단력 저하도 초래한다는 것이다. 결국 남성 호르몬의 감소는 타인에게 관심을 두려는 마음을 사그라들게 한다. 또 호기심이나 의욕 같은 생기발랄한 부분도 잃어버리게 된다.

몸을 움직이려는 의욕도 없어지기 때문에 운동 기능 면에서도 노화를 초래할 수 있다.

남성 고령자의 경우는 전반적으로 남성 호르몬의 수치가 낮다. 아마도 70대 사람의 80% 정도가 부족한 상태가 아닐까 임상 경험 속에서 느끼고 있다.

남성 호르몬을 유지하는 생활에 대해서는 제2장에서 언급했다. 여기서는 호르몬 보충요법에 대해 조금 언급하고자 한다. 이는 부족한 남성 호르몬을 약물로 몸속에 보충하는 것이다.

70대 환자에게 조금 보충해주는 것만으로도 몰라보게 건강해지고 건망증이 낫기도 한다.

지금까지 치매로 간주되었던 사람이 남성 호르몬의 보충 또는 우울증 약물을 복용하면, 증상이 호전되는 사람이 절반 이상 될 것으로 추정해본다.

호르몬 보충요법으로 혹시 모를 부작용에 걱정하는 분도 있다. 부작용으로 머리가 벗겨지는 것은 아닌지, 전립선에 나쁜 영향을 주는 것은 아닌지, 난폭해지는 것은 아닌지 등 여러 가지 우려가 있었던 것이 사실이다. 그러나 새로운 치료법에서는 부작용이 거의 없는 것으로 알려졌다.

다만 보험에 적용되지 않기 때문에 나름대로 비용이 든다. 그러나 필자가 보기에는 근거도 없는 건강식품을 월 몇 만 엔씩 들여 구입하는 사람도 있기 때문에 그것에 비하면 훨씬 효과적이라고 생각한다.

또 고령자에게 있어서 성 관념은 터부시되기 십상이다. 그러나 성적 관심을 계속 유지하는 것도 중요하다. "나잇값도 못한다"는 등의 자책으로 스스로를 시든 노인으로 만들지 마라.

서구에서는 나이와 상관없이 이성에게서 인기를 얻으면 좋겠다는 것이 보통이다.

성에 대한 흥미, 관심을 계속 가지는 것은 생물로써 당연한 일이다. 이는 남성 호르몬 유지에 가장 효과적이다. 남성 호르몬이야말로 젊음의 원천이다.

나이 들어서도 친절해지는 것이
행복의 지름길

행복한 노후란 무엇인가.

그 대답은 사람마다 다를 것이다. 오랜 세월 고령자 의료에 종사해 온 필자가 보기에 풍부한 인간관계야말로 만년을 행복으로 유도하는 지름길이라고 생각한다.

병원에 입원 중인 고령자의 중에는 항상 문병객이 있고 많은 사람들로부터 사랑받는 사람이 있다. 문병객에 둘러싸인 환자의 얼굴을 들여다보면, 언제나 뭐라 말할 수 없는 행복한 표정을 짓고 있다.

그런가 하면 가족도 소원하고 친구도 적은 것 같고, 문병객이 거의 오지 않는 고령 환자도 있다.

필자가 예전 근무했던 병원에서는 비교적 사회적 지위가 높은 어르신들이 많이 입원해 있었다. 그러나 이런 사회적 지위는 병실에 사람이 모이는지 아닌지 와는 전혀 상관없었다.

전 사장이나 전직 의원이라면 인맥이 넓다. 그렇다고 사람이 자주 찾는 것도 아니다.

오히려 현역 시절 사회적 지위가 높았던 사람일수록 의외로 노후는 쓸쓸한 법이다.

젊어서 잘난 사람이라든지, 윗사람에게 아첨해서 잘난 부류에게는 특히 말년이 되면 사람들이 모이지 않는다. 자신을 아껴 준 윗사람은 이미 돌아가셨고 아랫사람들에 대한 배려도 결여된 경우가 많아 이런 부류는 부하로부터 인망이 없는 것이다. 현역으로 일하고 있을 때는 아랫사람도 어쩔 수 없이 아부를 한다. 하지만 상대가 병원이나 시설에 들어가 '그냥 사람'이 된 순간, 이전 상사의 곁에 다가가지 않게 된다.

한편 극히 평범한 일을 해 온 사람이라도 현역 시절부터 이해 득실 없이 사람을 돌보거나 교활한 일을 하지 않고 정직하게 살아 온 사람은 입원해 있어도 후배나 친구가 모여드는 법이다.

결국 주위를 돌보지 않고 내 것만 챙기던 사람의 경우, 당시대엔 득 볼지도 모르지만, 인망 잃은 것을 나중에 깨닫게 된다. 그런 삶의 방식보다 조금이나마 주위 사람들을 도와주고 돌봐주려고 사는 것이 나이가 들어서도 인간관계라는 재산이 남게 된다.

활발한 인간관계가 최고의 명약

70대가 되면 자기만 생각해서 사는 것이 아니라, 주위 사람들에게 좀더 정성을 쏟는 삶으로 조금씩 바꾸어 가는 것이 좋을 것이라 생각한다.

물론 그런 성가신 일은 하고 싶지 않다, 나잇살도 먹었으니 남을 위해서는 잘못 살아, 나 혼자서 유유히 살아갈 것이다 등 이렇게 생각한다면 이를 부정하지는 않겠다.

단지, 주위 사람들에게 도움이 되려고 노력하는 사람은 주변 사람들의 아낌을 받는다. 인간관계가 끊어지지 않는 법이다. 여러 가지로 대화하기 때문에 젊게 지낼 수 있고 막상 곤란한 일이나 고민이 있을 때 바로 상담 상대가 되어줄 수 있다. 신뢰할 수 있는 교우 관계는 만년을 생생하게 보내는 데 도움 된다고 필자는 생각한다.

필자 자신도 젊은 시절은 대단히 잘난 척하고 자신만 생각하는 싫은 놈이었다고 생각한다.

그러나 고령자 의료 현장에 종사하면서 점차 사고방식이 바뀌었다.

진찰한 노인들의 만년을 보고 깨닫게 되었지만, 직함이 무엇이냐, 부자냐 아니냐 하는 것이 사람의 인생을 결정짓는 것은 아니라는 점이다. 마지막에는 그 사람이 주위에 대해 무엇을 해왔는지가 크다고 생각한다.

필자도 허약해진 사람, 곤란한 지경에 있는 사람에게 의지가 될 수 있도록 하고 싶고, 스스로도 나이를 먹으면서 그렇게 되었다고 실감하고 있다.

필자의 책을 읽어보면 알겠지만, 어느 책에서든 강한 자, 권력 가진 자에게는 꽤 쓴소리를 하고 있다. 한편 고령자나 빈곤층 등 사회적으로 약한 입장에 있는 사람의 편에 서서 발언을 계속하고 있다.

필자도 다른 사람에게 잘하는 사람이 되었다고 느낄 때가 있다. 그러한 경우 나 자신도 행복하다고 절실히 느낀다.

이런 생활 방식을 강요하는 것은 아니다. 하지만 여러분도 나이 들면서 타인을 위해 상냥하게 대해 준다는 관점을 조금이라도 갖게 된다면, 큰 만족감을 얻을 것으로 생각한다.

어려운 친구를 위해 발 벗고 나서거나 약간의 자원봉사를 해도 좋을 것이다. 일하는 방법 자체를 지금까지 돈을 위한 것이었다면, 누군가에게 도움 되는 것을 목적에 둔다면 더욱 좋을 것이다. 그러한 타인을 위한 상냥함은 당신의 노후 인간관계를 풍부하게 만들 수 있다. 나이를 먹고 부드러워진다는 것은 노후에 행복해지는 가장 빠른 길이 아닐까 생각한다.

70세가 노화의 갈림길

2023년 2월 22일 1판 4쇄 발행
2022년 6월 22일 1판 1쇄 발행

지은이 와다 히데키
옮긴이 정승욱 이주관

발행인 최봉규
발행처 지상사(청홍)
출판등록 2002년 8월 23일 제2017-000075호

주소 서울 용산구 효창원로64길 6(효창동) 일진빌딩 2층
우편번호 04317
전화번호 02)3453-6111 **팩시밀리** 02)3452-1440
홈페이지 www.jisangsa.co.kr
이메일 jhj-9020@hanmail.net

한국어판 출판권 © 지상사(청홍), 2022
ISBN 978-89-6502-000-4   03510

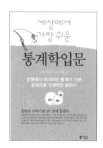

세상에서 가장 쉬운 통계학 입문

고지마 히로유키 / 박주영

이 책은 복잡한 공식과 기호는 하나도 사용하지 않고 사칙연산과 제곱, 루트 등 중학교 기초수학만으로 통계학의 기초를 확실히 잡아준다. 마케팅을 위한 데이터 분석, 금융상품의 리스크와 수익률 분석, 주식과 환율의 변동률 분석 등 쏟아지는 데이터…

값 15,000원 신국판(153×224) 240쪽
ISBN 978-89-90994-00-4 2009/12 발행

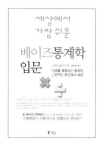

세상에서 가장 쉬운 베이즈통계학 입문

고지마 히로유키 / 장은정

베이즈통계는 인터넷의 보급과 맞물려 비즈니스에 활용되고 있다. 인터넷에서는 고객의 구매 행동이나 검색 행동 이력이 자동으로 수집되는데, 그로부터 고객의 '타입'을 추정하려면 전통적인 통계학보다 베이즈통계를 활용하는 편이 압도적으로 뛰어나기 때문이다.

값 15,500원 신국판(153×224) 300쪽
ISBN 978-89-6502-271-8 2017/04 발행

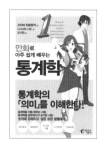

만화로 아주 쉽게 배우는 통계학

고지마 히로유키 / 오시연

비즈니스에서 통계학은 필수 항목으로 자리 잡았다. 그 배경에는 시장 동향을 과학적으로 판단하기 위해 비즈니스에 마케팅 기법을 도입한 미국 기업들이 많다. 마케팅은 소비자의 선호를 파악하는 것이 가장 중요하다. 마케터는 통계학을 이용하여 시장조사한다.

값 15,000원 국판(148×210) 256쪽
ISBN 978-89-6502-281-7 2018/02 발행

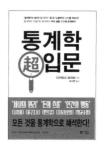

통계학 超초 입문
다카하시 요이치 / 오시연

젊은 세대가 앞으로 '무엇을 배워야 하느냐'고 묻는다면 저자는 다음 3가지를 꼽았다. 바로 어학과 회계학, 수학이다. 특히 요즘은 수학 중에서도 '통계학'이 주목받는 추세다. 인터넷 활용이 당연시된 이 시대에 방대한 자료를 수집하기란 식은 죽 먹기이지만

값 13,700원 국판(148×210) 184쪽
ISBN 978-89-6502-289-3 2020/01 발행

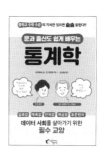

문과 출신도 쉽게 배우는 통계학
다카하시 신, 고 가즈키 / 오시연

빅데이터, 데이터 사이언스, 데이터 드리븐 경영 등 최근 비즈니스 분야에서는 툭하면 '데이터'라는 단어가 따라다닌다. 그때 종종 같이 얼굴을 내미는 녀석이 통계학이다. 만약 수학을 싫어하는 사람들을 모아서 '아주 편리해 보이지만 잘 모르는 학문 순위'를 만든다면…

값 16,000원 신국판(153×224) 240쪽
ISBN 978-89-6502-311-1 2022/02 발행

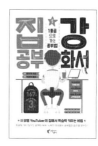

집공부 강화서 :1등급으로 가는 공부법
하이치 | 전경아

공부한다는 것은 '새로운 것을 아는' 것이다. 그것은 '자신의 서랍을 늘리는' 것이기도 하다. 일상생활 속에서 이해하고 아는 것을 늘려가는 것. 이를 통해 우리는 장래에 '풍요로운 인생을 살 수' 있다. 왜 '진작 공부했으면 좋았을 텐데!'라고 후회하는 어른들이 있어도…

값 14,700원 국판변형(140×200) 208쪽
ISBN 978-89-6502-315-9 2022/04 발행

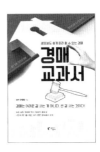

경매 교과서
설마 안정일

저자가 기초반 강의할 때 사용하는 피피티 자료랑 제본해서 나눠
준 교재를 정리해서 정식 책으로 출간하게 됐다. A4 용지에 제본
해서 나눠준 교재를 정식 책으로 출간해 보니 감회가 새롭다. 지
난 16년간 경매를 하면서 또는 교육을 하면서 여러분에게 꼭 하
고 싶었던…

값 17,000원 사륙배판(188×257) 203쪽
ISBN 978-89-6502-300-5 2021/03 발행

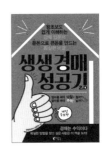

생생 경매 성공기 2.0
안정일(설마) 김민주

이런 속담이 있죠? '12가지 재주 가진 놈이 저녁거리 간 데 없
다.' 그런데 이런 속담도 있더라고요. '토끼도 세 굴을 판다.' 저는
처음부터 경매로 시작했지만. 그렇다고 지금껏 경매만 고집하지
는 않습니다. 경매로 시작했다가 급매물도 잡고, 수요 예측을 해
서 차액도 남기고…

값 19,500원 신국판(153×224) 404쪽
ISBN 978-89-6502-291-6 2020/03 발행

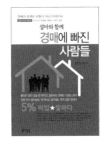

설마와 함께 경매에 빠진 사람들
안정일 김민주

경기의 호황이나 불황에 상관없이 경매는 현재 시장의 시세를 반
영해서 입찰가와 매매가가 결정된다. 시장이 나쁘면 그만큼 낙찰
가격도 낮아지고, 매매가도 낮아진다. 결국 경매를 통해 수익을
얻는다는 이치는 똑같아 진다. 그래서 경매를 잘하기 위해서는…

값 16,800원 신국판(153×224) 272쪽
ISBN 978-89-6502-183-4 2014/10 발행

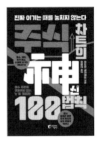

주식 차트의 神신 100법칙

이시이 카츠토시 / 이정은

저자는 말한다. 이 책은 여러 책에 숟가락이나 얹으려고 쓴 책이
아니다. 사케다 신고가를 기본으로 실제 눈앞에 보이는 각 종목
의 움직임과 조합을 바탕으로 언제 매매하여 이익을 얻을 것인지
를 실시간 동향을 설명하며 매매전법을 통해 생각해 보고자 한
다.

값 16,000원 국판(148×210) 236쪽
ISBN 978-89-6502-299-2 2021/02 발행

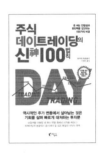

주식 데이트레이딩의 神신 100법칙

이시이 카츠토시 / 이정미

옛날 장사에 비유하면 아침에 싼 곳에서 사서 하루 안에 팔아치
우는 장사다. '오버나잇' 즉 그날의 자금을 주식 시장에 남기는
일을 하지 않는다. 다음 날은 다시 그날의 기회가 가장 큰 종목을
선택해서 승부한다. 이제 개인 투자자 대다수가 실시하는 투자
스타일일 것이다.

값 16,000원 국판(148×210) 248쪽
ISBN 978-89-6502-307-4 2021/10 발행

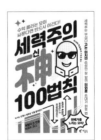

세력주의 神신 100법칙

이시이 카츠토시 / 전종훈

이 책을 읽는 사람이라면 아마도 '1년에 20%, 30%의 수익'이 목
표는 아닐 것이다. '짧은 기간에 자금을 10배로 불리고, 그걸 또
10배로 만든다.' 이런 '계획'을 가지고 투자에 임하고 있을 것이
다. 큰 이익을 얻으려면 '소형주'가 안성맞춤이다. 우량 종목은 실
적이 좋으면 주가 상승을…

값 16,000원 국판(148×210) 240쪽
ISBN 978-89-6502-305-0 2021/09 발행

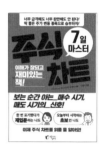

7일 마스터 주식 차트
이해가 잘되고 재미있는 책!

주식공부.com 대표 가지타 요헤이 / 이정미

이 책은 '이제부터 공부해서 주식투자로 돈을 벌자!'라는 방향으로 차트 및 테크니컬 지표를 보는 법과 활용하는 법이 담겨있다. 앞으로 주식투자에서 '기초 체력'이 될 지식을 소개하며, 공부 그 자체가 목적이 되면 의미가 없으므로, 어려워서 이해하기 힘든 내용은 뺐다.

값 16,000원 신국판(153×224) 224쪽
ISBN 978-89-6502-316-6 2022/05 발행

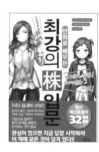

만화로 배우는 최강의 株주식 입문

야스츠네 오사무 / 요시무라 요시 / 오시연

이 책은 자산운용에 전혀 관심이 없었던 초보자도 곧바로 주식투자에 도전할 수 있도록 주식투자의 노하우를 가능한 한 알기 쉽게 해설했다. 주식투자로 성공하는 방법들을 소개했는데, 덧붙이고자 한다. 책상에서만 익힌 노하우로는 결코 성공할 수 없다는 점이다.

값 16,000원 신국판(153×224) 232쪽
ISBN 978-89-6502-313-5 2022/04 발행

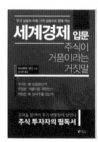

세계경제 입문:
주식이 거품이라는 거짓말

아사쿠라 게이 / 오시연

현재 세계의 모든 정부는 막대한 자금이 필요하다. 하지만 어디에도 그럴만한 재원이 없다. 결과적으로 정부는 윤전기를 돌려 계속 지폐를 찍어낼 수밖에 없다. 모든 의미에서 일단 자금이 필요하기 때문이다. 내가 속한 나라와 작금의 상황, 내 주변을 한번 둘러보라.

값 18,000원 국판(148×210) 272쪽
ISBN 978-89-6502-317-3 2022/05 발행

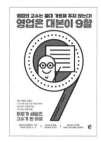

영업은 대본이 9할
가가타 히로유키 / 정지영

이 책에서 전달하는 것은 영업 교육의 전문가인 저자가 대본 영업 세미나에서 가르치고 있는 영업의 핵심. 즉 영업 대본을 작성하고 다듬는 지식이다. 대본이란 '구매 심리를 토대로 고객이 갖고 싶다고 "느끼는 마음"을 자연히 끌어내는 상담의 각본'을 말한다.

값 15,800원 국판(148×210) 237쪽
ISBN 978-89-6502-295-4 2020/12 발행

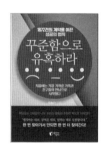

꾸준함으로 유혹하라
유송자

단기간에 MDRT회원이 되었다. 꿈 너머 꿈이라고 했던가. 목표 넘어 목표라고 했던가. 100주 만 해보자 하고 시작했던 것이 700주를 넘겼고 1,550주를 향해 달려가고 있다. 뿐만 아니라 2008년 첫 MDRT회원이 되어 14년을 유지해 종신회원이 되었다.

값 16,000원 국판(148×210) 248쪽
ISBN 978-89-6502-304-3 2021/07 발행

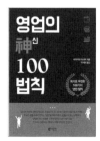

영업의 神신 100법칙
하야카와 마사루 / 이지현

인생의 고난과 역경을 극복하기 위해서는 '강인함'이 반드시 필요하다. 내면에 숨겨진 '독기'와도 같은 '절대 흔들리지 않는 용맹스러운 강인함'이 있어야 비로소 질척거리지 않는 온화한 자태를 뽐낼 수 있고, '부처'와 같은 평온한 미소로 침착하게 행동하는 100법칙이다.

값 14,700원 국판(148×210) 232쪽
ISBN 978-89-6502-287-9 2019/05 발행

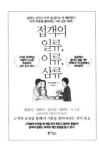

접객의 일류, 이류, 삼류
시치조 치에미 / 이지현

이 책을 통해서 저자는 그동안 수많은 사례를 통해 고객의 예민한 감정을 파악하는 방법을 《접객의 일류, 이류, 삼류》라는 독특한 형식으로 설명하고자 한다. 저자는 접객의 쓴맛, 단맛을 다 봤는데, 여전히 접객은 즐거운 일이라고 생각한다. 접객이 어려워서 고민하는 사람에게…

값 14,800원 국판(148×210) 224쪽
ISBN 978-89-6502-312-8 2022/03 발행

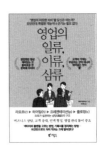

영업의 일류, 이류, 삼류
이바 마사야스 / 이지현

저자는 이 책을 통해서 일류 영업 이론을 소개한다. 물론 이 책에다 싣지 못하는 것도 많겠지만 '이것만은 꼭 알았으면 좋겠다'라고 생각한 이론을 엄선했다. 이런 미묘한 차이를 아는 것이 일류 영업맨의 길을 여는 열쇠다. '영업의 이런 미묘한 차이'를 알려주는 이는 좀처럼 없다.

값 15,000원 국판(148×210) 216쪽
ISBN 978-89-6502-314-8 2022/04 발행

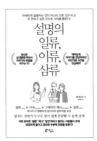

설명의 일류, 이류, 삼류
기류 미노루 / 이지현

어떤 분야든 '일류' '최고' '달인'이라고 불리는 사람들이 존재한다. 비즈니스 분야도 마찬가지다. 저자는 지금까지 1만 회에 달하는 '상대방에게 잘 전달하는 설명의 방법', '말하기 방법'에 관한 세미나를 진행했다. 그리고 셀 수 없이 많은 비즈니스맨과 경영인을 만나왔다.

값 15,000원 국판(148×210) 216쪽
ISBN 978-89-6502-319-7 2022/06 발행